entre cores

Relatos e intervenções no

AUTISMO

entre cores
Relatos e intervenções no
AUTISMO

Organizadores
Carlos Eduardo Lima Monteiro
Valter Luis Soares dos Santos

Equipe d3 Educacional
Direção
Edson Prates

Editor
Naidson Pires

Projeto gráfico, design de capa e diagramação
Ativa Criação - www.ativacriacao.com.br

Catalogação na publicação
Elaborada por Bibliotecária Janaina Ramos – CRB-8/9166

E61

Entre cores: relatos e intervenções no autismo / Organizadores Carlos Eduardo Lima Monteiro, Valter Luís Soares dos Santos. – São Paulo: D3 Educacional, 2023.

304 p., fotos.; 16 X 23 cm

ISBN 978-65-87654-18-8

1. Transtornos do espectro autista. 2. Saúde mental. I. Monteiro, Carlos Eduardo Lima (Organizador). II. Santos, Valter Luís Soares dos (Organizador). III. Título.

CDD 616.85882

Índice para catálogo sistemático
I. Transtornos do espectro autista

EDUCACIONAL

www.d3educacional.com.br

Organizadores

Carlos Eduardo Lima Monteiro

Valter Luis Soares dos Santos

entre cores

Relatos e intervenções no

AUTISMO

entre cores

Relatos e intervenções no

AUTISMO

DEDICATÓRIA

Prof. Dr. Carlos Eduardo Monteiro

Aos meus amados familiares, Flavia, Matheus e Gabriel, e ao grande amigo Valter,

Este livro é dedicado a vocês, minha fonte de inspiração, apoio incondicional e parceria na causa que abraçamos juntos. Nos momentos de alegria e desafio, todos vocês estiveram ao meu lado, fortalecendo-me com amor, compreensão e encorajamento. Sou imensamente grato pela presença de cada um em minha vida.

Flavia, minha querida esposa, você é minha companheira fiel, minha âncora nos momentos turbulentos e a luz que ilumina meu caminho. Sua dedicação à nossa família e seu amor inabalável são exemplos que eu procuro seguir todos os dias. Obrigado por ser minha parceira de vida.

Matheus e Gabriel, meus amados filhos, vocês são o meu maior orgulho. Suas risadas, suas conquistas e seus abraços são o combustível que me impulsiona. Vocês são a razão pela qual me dedico a criar um mundo melhor, cheio de oportunidades e possibilidades para todos. Sigam seus sonhos e saibam que estarei sempre ao lado de vocês, apoiando e incentivando em cada passo.

Valter, meu grande amigo, sua amizade é um tesouro inestimável. Sua força e coragem para enfrentar os desafios. Além da dedicação à causa e seu compromisso em tornar nossa sociedade mais justa e inclusiva são inspiradores. Agradeço por ter sido um parceiro fiel, por compartilhar seu conhecimento e por acreditar em nossos projetos inovadores.

Aos coautores deste livro, que generosamente dedicaram seus conhecimentos, tempo e energia, gostaria de expressar minha profunda gratidão. Sua colaboração e crença nesse projeto inovador para a sociedade são testemunhos de seu compromisso com a transformação positiva. Juntos, criamos uma obra que esperamos que inspire e impacte vidas.

Agradeço a todos que acreditaram nesta visão e nos apoiaram ao longo dessa jornada. Seja através de palavras de encorajamento, conselhos sábios ou momentos de compartilhamento, sua presença foi fundamental para chegarmos até aqui.

Que este livro seja uma fonte de conhecimento, reflexão e inspiração para todas as famílias. Que ele promova a união, a empatia e o amor, fortalecendo os laços que nos conectam como seres humanos.

Com todo o meu amor e gratidão,

Carlos Eduardo

entre cores

Relatos e intervenções no

AUTISMO

DEDICATÓRIA

Valter Santos

Aos leitores, amigos e familiares.

O que dizer nesse momento de extrema felicidade? Gratidão seria a palavra certa para todos que compartilharam esses anos vivendo essa nova experiência em minha vida. Não gostaria de esquecer de ninguém, e foram muitas pessoas que abraçaram e se afastaram também, mas tudo tem sempre um motivo e tudo contribui para nosso crescimento.

Pai e mãe, vocês não estão mais entre nós, mas acredito que estariam muito felizes com esse momento. Tio Pedro Paulo (Tito), você sempre foi muito importante para minha vida, educação, formação de caráter e uma pessoa que sempre ajudou, mesmo eu sendo muito "enrolado" rsrs.

Irmãs, obrigado pela ajuda, palavras de carinho e força, e por acreditar e orar junto, sempre desejando o melhor para nós. Fabiane, obrigado por cuidar, lutar e se dedicar ao Pedro, nosso filho, e mostrar a garra de uma mãe que sempre quer o melhor para seu filho. Exemplo de mãe. E também a toda família Badaró.

Primas e primos, vocês me ajudaram muito a chegar nesse momento, até mesmo financeiramente falando, por saberem das dificuldades que é batalhar para descobrir esse novo mundo e manter terapias principalmente.

Aos amigos que conheceram o projeto Kephas, também ajudaram a contribuir para que pudéssemos crescer e levar inclusão e informação a lares menos favorecidos.

Aos coautores desse livro, cada um tem um papel importante na minha vida, cada um é um elo dessa corrente, amigos pré-autismo e pós-autismo, mas todos com o mesmo coração... Isso é o que importa, sem vocês essa obra única não seria possível.

Kadu, esse irmão que a vida me deu, passou de moleque travesso, brincalhão, amigo, a esse doutor renomado, para que hoje pudéssemos estar juntos nessa missão... Quem diria, irmão... surpresas da vida, mas que bom que assim é nossa história foi limpa, para que hoje você pudesse ser esse pilar gigante para comigo, unir forças nessa jornada... Agradeço muito a Deus pela nossa longa amizade e por ter se tornado esse homem com tanta expressão e conhecimento de causa, para juntos deixarmos esse legado para nossa sociedade... E agora você vai ter que me aturar até o fim... rsrs.

A você, filho, Pedro Lucas, que é o motivo disso tudo. Que juntos possamos deixar um legado para que pessoas como você e outras gerações possam ter uma vida mais igualitária, inclusiva, com respeito às suas diferenças. Pai te ama muito.

Deus, obrigado por tudo, tudo vem de Ti. Acredito que o Senhor uniu tudo isso, e desejo que esse livro mude a vida de muitas pessoas, essa é a real intenção de tudo isso...

entre cores

Relatos e intervenções no

AUTISMO

Apresentação

É com grande entusiasmo que apresentamos "Entre Cores: Autismo - Relatos e Intervenções", uma obra que mergulha no coração do autismo, compartilhando histórias inspiradoras, perspectivas únicas e conhecimentos valiosos. Combinando empatia, informação e criatividade, este livro busca disseminar uma compreensão mais abrangente do autismo e promover uma sociedade mais inclusiva e acolhedora.

O autismo é um espectro complexo que afeta a forma como as pessoas percebem e interagem com o mundo. No entanto, o autismo não é uma deficiência, mas uma maneira diferente de processar informações. Este livro busca desmistificar estereótipos e equívocos comuns, oferecendo uma visão autêntica e respeitosa do autismo, tanto para aqueles que já estão familiarizados com o assunto quanto para aqueles que estão apenas começando a explorá-lo.

A ideia de criar este livro surgiu da colaboração entre duas pessoas apaixonadas e comprometidas em promover uma sociedade mais inclusiva, menos preconceituosa e mais consciente sobre o autismo: um profissional de Educação Física, que dedicou anos de pesquisa e realizou um doutorado sobre o autismo, e um pai de uma criança de dez anos com o espectro autista, que tem desbravado esse universo por meio do projeto Kephas.

entre cores
Relatos e intervenções no
AUTISMO

A combinação das experiências e dos conhecimentos do profissional de Educação Física com a vivência cotidiana e o amor de um pai pelo seu filho resultou em uma abordagem única na seleção dos temas e na criação deste livro. Ambos compartilham a missão de ampliar a conscientização sobre o autismo, desafiar estereótipos e promover a inclusão autêntica em todos os aspectos da sociedade.

Os temas abordados neste livro foram cuidadosamente selecionados para oferecer uma visão abrangente do autismo e suas nuances. Desde a infância até a vida adulta, exploraremos questões relacionadas à comunicação, às interações sociais, aos interesses especiais, às habilidades excepcionais e aos desafios enfrentados pelas pessoas com o espectro autista e por seus familiares. Além disso, discutiremos estratégias de apoio, inclusão educacional, desenvolvimento de habilidades sociais e a importância de ampliar a aceitação e o respeito.

"Entre Cores: Autismo - Relatos e Intervenções" conta com a contribuição de especialistas, de profissionais e, principalmente, de pessoas autistas, que generosamente compartilharam suas experiências e conhecimentos, assim como de seus familiares. Seus relatos e suas perspectivas enriquecem cada página, fornecendo insights valiosos que ajudam a desconstruir estigmas e a promover uma sociedade mais inclusiva. A diversidade de vozes presentes neste livro ilustra a vasta gama de experiências e individualidades dentro do espectro autista.

Em "Entre Cores: Autismo - Relatos e Intervenções", convidamos você para uma jornada de descoberta, compreensão e empatia. Nosso objetivo é desafiar preconceitos, estimular a reflexão e construir pontes de comunicação entre pessoas autistas e neurotípicas. Queremos inspirar pais, educadores, profissionais da saúde e todos aqueles interessados em ampliar seus horizontes e enxergar o autismo sob uma nova perspectiva.

Esperamos que este livro seja uma fonte de aprendizado e inspiração, contribuindo para uma sociedade mais inclusiva, na qual o autismo seja celebrado como parte essencial da diversidade humana. Junte-se a nós nessa jornada transformadora e descubra as maravilhas e os desafios do universo do autismo.

entre cores

Relatos e intervenções no

AUTISMO

Prefácio

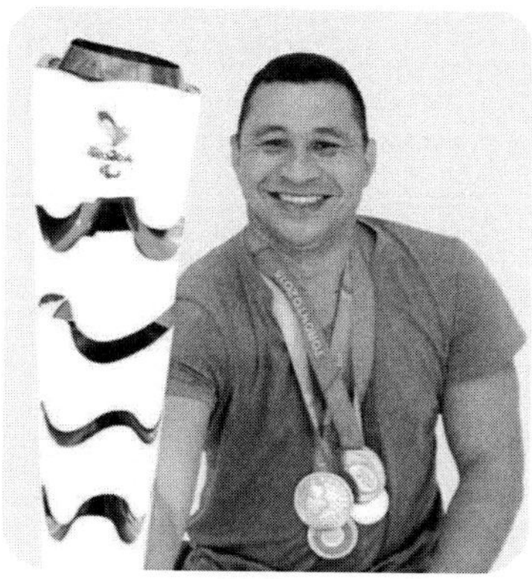

Clodoaldo Silva

O primeiro ídolo do esporte Paralímpico brasileiro. Em cinco Paralímpiadas foram seis ouros, seis pratas e dois bronzes e ele foi o cara que pôs "fogo no Maracanã": acendendo a pira dos Jogos Rio 2016, palestrante, apresentador, comentarista, consultor em acessibilidade e inclusão e colunista do portal UOL.

Faaaaaaaaaaaala, galera!

Eu sou Clodoaldo Silva, campeão paralímpico com seis ouros, seis pratas e dois bronzes em cinco Paralimpíadas. Fui o responsável por acender a pira dos Jogos Paralímpicos Rio 2016, no Maracanã.

Muitos me perguntam: "Clodoaldo, como você começou a nadar?". Vou saciar a curiosidade de vocês. Comecei a nadar em 1996, como parte do meu processo de reabilitação, na cidade de Natal, no Rio Grande do Norte. Nasci com Paralisia Cerebral (PC) devido a uma falta de oxigenação durante o parto, o que afetou a coordenação motora das minhas pernas. Ao longo da infância e adolescência, passei por cirurgias nas virilhas e atrás dos joelhos para corrigir e alongar os membros. A partir daí, comecei um tratamento fisioterapêutico dentro e fora da piscina, conforme recomendado pelos médicos. Essa terapia me trouxe equilíbrio corporal, fortalecimento dos membros inferiores e superiores, além de perda de peso, já que eu estava um pouco fora de forma. Também me ajudou a conhecer e entender o meu próprio corpo. Em 1998, passei a integrar a equipe paralímpica do meu estado e participei de dezenas de campeonatos nacionais e internacionais. Minha carreira esportiva se encerrou em 2016, nos Jogos Paralímpicos realizados no Brasil. Durante esses 18 anos como atleta, conquistei títulos individuais e coletivos incríveis. Acredito que todo esse sucesso se deve aos técnicos, nutricionistas, preparadores físicos, psicólogos, médicos e profissionais da fisioterapia e terapia ocupacional que me apoiaram ao longo do caminho.

Queria trazer mais uma história para vocês, falar sobre o que me levou a escrever um pouco acerca desse momento. Eu treinava intensamente para as Paralimpíadas de 2012, no Parque Aquático Maria Lenk, no Rio de Janeiro. Foi lá que tive a oportunidade de conhecer o João Pedro, uma criança autista, e Denise, sua mãe. Encontramo-nos na piscina do Maria Lenk e assim que João Pedro se aproximou com sua energia contagiante, seu rosto se iluminou de alegria.

Começamos a conversar sobre nossa paixão compartilhada pela natação. A família de João Pedro estava ansiosa para aprender mais sobre a minha jornada como atleta paralímpico. Durante a conversa, trocamos histórias e discutimos como o esporte nos ajuda a encontrar confiança e propósito para nossa vida, também salientamos a importância da família e do apoio na busca dos sonhos, independentemente das dificuldades.

Após a conversa, tive o prazer de nadar ao lado de João Pedro. Sua alegria e seu desejo de me superar eram contagiantes. Essa história destaca como esse encontro com João Pedro, uma criança autista, teve um impacto significativo em minha vida.

Por que contei essa história? Porque compreendo a importância de uma equipe multidisciplinar, das terapias e dos tratamentos fisioterapêuticos na reabilitação de pessoas com e sem deficiência. E é exatamente isso que vamos explorar neste livro.

Desejo a todos uma ótima leitura e abraços aquáticos!

entre cores
Relatos e intervenções no
AUTISMO

SUMÁRIO

entre cores
Relatos e intervenções no
AUTISMO

CAPÍTULO 1

O DIAGNÓSTICO

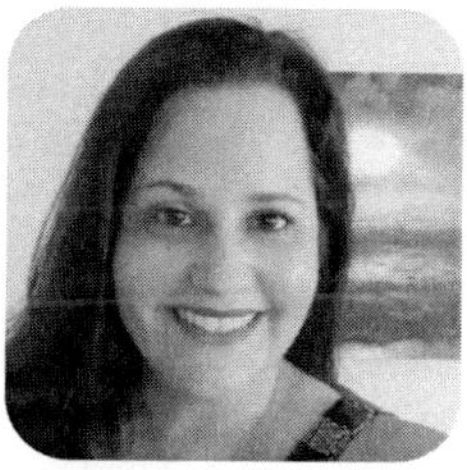

O processo de diagnóstico do Transtorno do Espectro Autista (TEA)

Autora: Fernanda Guedes
Especialidade: Neuropediatra

Médica referenciada pela ABDA (Associação Brasileira de Déficit de Atenção)
Mestre em Ciências da Educação com ênfase em Educação Especial pela Universidade Fernando Pessoa (Portugal)
Diretora Técnica da empresa Escola Sem Neura

Autismo — uma palavra que assusta qualquer família em que há uma criança com atraso no desenvolvimento da linguagem, que enfileira objetos, que anda na ponta dos pés e que nem sempre olha quando é chamada. Essas são as queixas mais frequentes em um consultório de neuropediatria. A internet e o acesso rápido à informação permitem que as famílias identifiquem sinais de alerta, que podem levar ou não ao diagnóstico de autismo. Muitas vezes os desafios acontecem nesse primeiro momento, quando familiares ou até mesmo profissionais de saúde não validam as características observadas, retardando o processo de investigação e a conclusão diagnóstica (AGUIAR *et al*, 2022).

O diagnóstico de algum transtorno ainda envolve muitas questões e discussões entre familiares. Alguns veem como um rótulo, outros como uma forma de "enquadrar a criança", anulando sua individualidade. E, no momento do diagnóstico, o que fica determinado? O destino do paciente? Não! Apenas um novo caminho, com desafios, descobertas e milhões de possibilidades. Inclusive a possibilidade de uma vida independente, plena e feliz. No momento que entendemos como a criança ou o adolescente percebe o mundo e o motivo de determinadas reações ou comportamentos, podemos acolher e dar as ferramentas necessárias para superar dificuldades e potencializar habilidades. Imagine que seu(sua) filho(a) esteja correndo por uma estrada de terra, cheia de pedras e buracos, utilizando um chinelo nos pés; ele vai conseguir chegar ao destino, mas provavelmente com alguns machucados e com mais dor. No momento em que você compreende o diagnóstico, é como se ele continuasse na mesma estrada, com os mesmos obstáculos, porém, o trajeto é facilitado, pois você tem a informação de que o tênis pode oferecer mais estabilidade e segurança do que um chinelo e de que existe uma ponte que pode ser utilizada. Ou seja, é o mesmo caminho, o mesmo local de chegada, mas com a possibilidade de um trajeto mais leve, porque você entendeu o que ele precisa e o que precisa ser feito; com isso, consegue perceber seu verdadeiro potencial. Isso não quer dizer que o diagnóstico tenha que ser feito às pressas, na primeira consulta. Em breve conversaremos sobre todas as etapas que envolvem esse processo.

A observação é uma habilidade muito importante a ser desenvolvida por pais e professores, para que a criança seja encaminhada para uma avaliação no momento oportuno, a fim de observar seu comportamento, sua relação com o outro e com o meio.

Wesner e Volkmar (2019, p. 144, 145) citam características que sugerem sinais de alerta no primeiro ano de vida: capacidade limitada de antecipar que serão pego no colo, raramente olham nos olhos, pouca afeição às pessoas da família, preferem ficar sozinhos, nem sempre respondem quando chamados, podem não gostar do toque. Entre 12 meses e 3 anos outros sinais podem surgir: olhar fixo para objetos que giram, atraso no desenvolvimento da linguagem e da comunicação não verbal (como apontar, buscar contato visual com os pais em situações que se assustam ou que necessitam aprovação), brincadeira funcional limitada (às vezes preferem enfileirar os brinquedos, separar por cores ou tamanhos, mas raramente dão função aos mesmos, como fingir que estão ninando uma boneca, fazer com que animais interajam entre si, brincar com o carrinho em uma pista fazendo som do motor ou buzina), utilizam o corpo do outro como instrumento (pega a mão de um adulto para apontar), movimentos repetitivos (sacudir as mão, girar, balançar o corpo), desconforto com algumas texturas (alguns tecidos de roupa, costuras, não gostam de pegar massinha, pisar em grama). Vale lembrar que não é porque a criança tem algumas dessas características, que necessariamente enquadra-se no Transtorno do Espectro Autista (TEA). Esses são apenas sinais de alerta, que também podem ser justificados por outras condições. Caso a criança apresente fatores de risco, deverá ser encaminhada para avaliação mais detalhada (BRYSON *et al*, 2003 *apud* SEIZE *et al*, 2017).

Alguns instrumentos podem ser utilizados na identificação desses fatores de risco. Seize e Borsa (2017, p. 162) *apud* Braga *et al* (2022, p. 854) mencionam que: "os instrumentos para rastreamento têm por finalidade identificar os sinais precoces de risco do autismo, e não de diagnosticar o transtorno. Portanto, as escalas não têm a palavra final. Elas são instrumentos para rastrear".

Os mais utilizados são:

- Escala de Avaliação de Traços Autísticos (ATA)

Pode ser aplicada por profissional não médico, desde que conheça o quadro. A pontuação acima de 15 pontos indica necessidade de aprofundamento da investigação. Geralmente aplicada para crianças acima de 2 anos (BRAGA *et al*, 2022 p. 854).

- Childhood Autism Rating Scale (CARS)

Utilizada em crianças acima de 2 anos. Escala distribuída em 15 itens. Ponto de corte: 30. Acima desse valor considera-se sugestivo de TEA, podendo ser leve, moderado ou grave (BRAGA *et al*, 2022, p. 855).

- Modified Checklist for Autism Toddlers (M – CHAT)

São 23 questões do tipo sim ou não, que podem ser preenchidas pelos pais de crianças de 18 a 24 meses. É a recomendada pelo Ministério da Saúde do Brasil como ferramenta de rastreamento. (BRAGA *et al*, 2022 p. 855).

O termo "espectro" (Transtorno de Espectro Autista) define muito bem esse leque de possibilidades, que vai muito além da capacidade de olhar ou não nos olhos, de interagir ou não com as pessoas, conversar ou não conversar. Muitas vezes a criança é capaz de falar, olhar nos olhos, interagir, mas a qualidade dessas habilidades está afetada. E é observar isso que torna o diagnóstico mais complexo do que fazer o preenchimento de um questionário, sendo necessária, em grande parte das vezes, uma abordagem multidisciplinar.

Segundo Morgado e Casanova (2022, p. 44), "entende-se por multidisciplinaridade a análise de cada profissional específico a respeito de um indivíduo".

Fossi e Guareshi (2004) *apud* Tavares *et al* (2012, p. 2) dizem que "a equipe multidisciplinar deve construir uma relação entre profissionais, onde o paciente é visto como um todo, considerando um atendimento humanizado".

Muitas vezes, o médico precisa de vários olhares (psicólogo, fonoaudiólogo, terapeuta ocupacional, psicopedagogo, escola, família) para fechar o diagnóstico de uma forma fidedigna. Essa visão multidisciplinar permite que a criança seja observada em vários ambientes, em situações e momentos diferentes. Afinal, por estar em um ambiente novo pela primeira vez, a criança pode apresentar um comportamento que não é o seu no dia a dia e que não reflete a realidade. A idade média de diagnóstico é entre 5 e 7 anos (Shattuck *et al*, 2009 *apud* Seize *et al*, 2017).

Mas, segundo Virués-Ortega (2010) *apud* Lima *et al* (2022, p. 2), "o diagnóstico, sendo feito antes dos 3 anos, ocasionará um melhor prognóstico, principalmente em relação ao desempenho cognitivo, habilidade de comunicação, interação social, adaptação psicossocial e familiar". Ou seja, a intervenção precoce impacta diretamente no desenvolvimento dos pacientes e pode acontecer mesmo antes do diagnóstico definido (Zanon *et al*, 2014 *apud* Lima *et al*, 2022). Que dizer que, mesmo durante o período de investigação, a criança já pode (e deve) iniciar as terapias necessárias.

A importância da intervenção precoce está diretamente ligada ao conceito neuroplasticidade ou plasticidade neuronal. Relvas (2012, p.211) *apud* Morgado e Casanova (2022) define esse processo como

> "a capacidade adaptativa do Sistema Nervoso Central. Sua habilidade em modificar na organização estrutural própria e seu funcionamento desde às respostas às lesões traumáticas destrutivas, até as sutis alterações resultantes dos processos de aprendizagem e memória."

O grau de plasticidade é variável, de acordo com a idade. Na infância, esse processo é muito mais intenso (MIGLIORI, 2013 *apud* MORGADO, 2022). Quanto mais nova a criança, mais receptiva ao estímulo recebido. Isso porque o cérebro da criança continua em desenvolvimento, mesmo depois que ela nasce. Novos circuitos neuronais são criados, como se fossem estradas construídas, que vão se interligando, formando novas conexões. E a estimulação ambiental é muito importante para o desenvolvimento do sistema nervoso. Algumas pesquisas, utilizando animais, mostram que, quando criados em ambiente com pouco estímulo, apresentam cérebros menos elaborados, com menos conexões sinápticas e córtex mais delgado (Cosenza, 2011 *apud* Morgado, 2022).

Para que haja uma melhor compreensão sobre diagnóstico é importante conhecermos alguns marcos históricos.

O termo "autismo" foi utilizado pela primeira vez em 1911, com o objetivo de descrever o isolamento apresentado por pacientes com demência. O psiquiatra Eugen Bleuler usou esse termo, que é derivado do grego *autós* e significa "de si mesmo" (CORTES *et al*, 2020 p. 867).

Em 1938, um pai preocupado com o desenvolvimento diferente do seu filho enviou uma carta ao psiquiatra austríaco Leo Kanner descrevendo detalhes do comportamento do filho, o que serviu de gatilho para o início de uma pesquisa que envolveu 13 crianças com comportamento semelhante: demonstravam tendência ao isolamento, não gostavam de mudanças no ambiente físico, a alimentação ocorria com dificuldade, apresentavam vocabulário diferenciado e tinham uma boa inteligência. A pesquisa de Kanner resultou na publicação de um artigo, em 1943, chamado "Autistic disturbances of affective contact" (Distúrbios autísticos do contato afetivo), dando um panorama do que mais tarde seria entendido como autismo (CORTES; ALBUQUERQUE, 2020, p. 869).

De forma paralela, em 1944, Hans Asperger publicou uma tese descrevendo 4 crianças com características semelhantes às de Kanner: fracasso no relacionamento social, mas ótima capacidade intelectual, recebendo o nome de psicopatia autística infantil.

Mas foi apenas em 1967 que o conceito de autismo foi se popularizando na sociedade através da publicação do livro, de Bruno Bettelheim, chamado "A fortaleza vazia". Infelizmente, a visão daquela época era que o autismo era causado por pais pouco disponíveis afetivamente, disseminando o conceito de "mães de geladeira". Na mesma década, Bernard Rimland publicou um livro no qual sugeriu uma base biológica para o autismo, mudando o rumo das pesquisas e a abordagem terapêutica (CORTES; ALBUQUERQUE, 2020, p. 870).

A visão do autismo com várias possibilidades de apresentação, podendo ser enquadrada a um transtorno, foi levantado por Lorna Wing (1928-2014) que, junto com a psicóloga Judith Gould, falou pela primeira vez na qualidade da interação, dividindo as características em três esferas: social, comunicacional e simbólica, conhecidas como a tríade de Wing.

O primeiro estudo genético foi conduzido por Michael Rutter, o que foi um grande passo, porém o autismo era visto como uma desordem do desenvolvimento originada por uma doença no Sistema Nervoso Central (SNC). As alterações sociais eram explicadas por um déficit cognitivo que afetava também a área da linguagem. Porém, Crristopher Gillberg ampliou suas pesquisas abrangendo neurociência, genética e epidemiologia, conceituando o autismo como uma síndrome comportamental de múltiplas causas biológicas (Cortes e Albuquerque, 2020, p. 871).

Quando falamos sobre o diagnóstico do autismo, logo vem em mente uma "sopa de letrinhas": TEA, CID, DSM. Já falamos anteriormente sobre a sigla TEA. Agora vamos entender o que significa CID e DSM.

Segundo Gaughwin (2014) *apud* Alves *et al* (2020, p. 3), vários profissionais, incluindo médicos, pesquisadores e estatísticos, tentam criar documentos norteadores que facilitem a prática diagnóstica dos transtornos mentais, como o Manual de Diagnóstico e Estatístico de Transtornos Mentais (DSM), produzido pela Associação Americana de Psiquiatria (APA), e a Classificação Internacional de Doenças (CID), proposta pela Organização Mundial de Saúde (OMS). Ao longo dos anos as duas classificações foram sofrendo modificações, com ajustes em relação à nomenclatura e aos critérios diagnósticos. Uma mudança significativa aconteceu com o DSM V quando o autismo passou a ser visto como uma categoria (DALMAZO *et al*, 2022). Alguns transtornos, anteriormente enquadrados como transtornos invasivos do desenvolvimento, passaram a fazer parte do transtorno do espectro autista, foram eles: transtorno autista, transtorno desintegrativo da infância, transtorno de Asperger, transtorno invasivo de desenvolvimento sem outra especificação. O TEA passou a fazer parte dos transtornos do neurodesenvolvimento, "que são um grupo de condições com início no período de desenvolvimentos" (DSMV, 2014, p. 31).

Segundo o manual DSMV (2014, p.31),

> o transtorno do espectro autista caracteriza-se por déficits persistentes na comunicação social e na interação social em múltiplos contextos, incluindo déficits na reciprocidade social, em comportamentos não verbais de comunicação usados para interação social e em habilidades para desenvolver, manter e compreender relacionamentos. Além dos déficits na comunicação social, o diagnóstico do transtorno

do espectro autista requer a presença de padrões restritos e repetitivos de comportamento, interesses ou atividades.

Para que seja possível concluir o diagnóstico de TEA, alguns critérios são necessários: prejuízo persistente na comunicação social recíproca e na interação social (critério A), padrões restritos e repetitivos de comportamento, interesses ou atividades (critério B), esses sintomas presentes desde o início da infância (critério C), esses sintomas prejudicam o funcionamento diário (critério D), e essas alterações não são melhor explicadas pela deficiência intelectual ou atraso global de desenvolvimento (critério E).

Vale ressaltar que o critério A aborda a qualidade da comunicação e da interação social, ou seja, não é possível descartar a possibilidade de TEA, porque a criança não se isola ou é capaz de conversar. Muitas vezes a qualidade dessa troca está afetada, impedindo, por exemplo, que uma conversa flua com naturalidade ou que haja uma troca durante a brincadeira. Brincar perto nem sempre é brincar junto. Uma análise muito cautelosa deve ser realizada em relação ao critério C, pois algumas características podem não ter sido valorizadas durante a infância, sendo compreendidas como timidez excessiva ou "temperamento".

Essa classificação também permite detalhar características individuais como a presença ou não de associação com outros transtornos, nível de apoio necessário, associação com alterações genéticas e presença de comprometimento da linguagem concomitante (DSMV, 2014, p. 31).

Critérios Diagnósticos 299.00 (F84.0):

A. Déficits persistentes na comunicação social e na interação social em múltiplos contextos, conforme manifestado pelo que segue, atualmente ou por história prévia (os exemplos são apenas ilustrativos, e não exaustivos; ver o texto):

1. Déficits na reciprocidade socioemocional, variando, por exemplo, de abordagem social anormal e dificuldade para estabelecer uma conversa normal a compartilhamento reduzido de interesses, emoções ou afeto, a dificuldade para iniciar ou responder a interações sociais.

2. Déficits nos comportamentos comunicativos não verbais usados para interação social, variando, por exemplo, de comunicação verbal e não verbal pouco integrada a anormalidade no contato visual e linguagem corporal ou déficits na compreensão e uso gestos, a ausência total de expressões faciais e comunicação não verbal.

3. Déficits para desenvolver, manter e compreender relacionamentos, variando, por exemplo, de dificuldade em ajustar o comportamento para se adequar a contextos sociais diversos a dificuldade em compartilhar brincadeiras imaginativas ou em fazer amigos, a ausência de interesse por pares.

B. Padrões restritos e repetitivos de comportamento, interesses ou atividades, conforme manifestado por pelo menos dois dos seguintes, atualmente ou por história prévia:

1. Movimentos motores, uso de objetos ou fala estereotipados ou repetitivos (por exemplo, estereotipias motoras simples, alinhar brinquedos ou girar objetos, ecolalia, frases idiossincráticas).

2. Insistência nas mesmas coisas, adesão inflexível a rotinas ou padrões ritualizados de comportamento verbal ou não verbal (por exemplo, sofrimento extremo em relação a pequenas mudanças, dificuldades com transições, padrões rígidos de pensamento, rituais de saudação, necessidade de fazer o mesmo caminho ou ingerir os mesmos alimentos diariamente).

3. Interesses fixos e altamente restritos que são anormais em intensidade ou foco (por exemplo, forte apego a ou preocupação com objetos incomuns, interesses excessivamente circunscritos ou perseverativos).

4. Hiper ou hiporreatividade a estímulos sensoriais ou interesse incomum por aspectos sensoriais do ambiente (por exemplo, indiferença aparente a dor/temperatura, reação contrária a sons ou texturas específicas, cheirar ou tocar objetos de forma excessiva, fascinação visual por luzes ou movimento).

C. Os sintomas devem estar presentes precocemente no período do desenvolvimento (mas podem não se tornar plenamente manifestos até que as demandas sociais excedam as capacidades limitadas ou podem ser mascarados por estratégias aprendidas mais tarde na vida).

D. Os sintomas causam prejuízo clinicamente significativo no funcionamento social, profissional ou em outras áreas importantes da vida do indivíduo no presente.

E. Essas perturbações não são mais bem explicadas por deficiência intelectual (transtorno do desenvolvimento intelectual) ou por atraso global do desenvolvimento.

Classificação quanto à gravidade ou nível de suporte (DSMV, 2014, p.52):

• Nível 1 (Exige apoio)

Na ausência de apoio, a qualidade da comunicação fica prejudicada. Muitas vezes, as abordagens na tentativa de fazer amizade não são bem-sucedidas, apesar de falar frases completas e ter envolvimento na comunicação. Apresenta inflexibilidade de comportamento, trazendo prejuízo em vários contextos, e dificuldade em trocar atividade.

• Nível 2 (Exige apoio substancial)

Apesar do apoio, apresenta prejuízos sociais, déficit na comunicação verbal e não verbal, resposta reduzida ou anormal quando a abertura social parte do outro. A interação se limita a assuntos do próprio interesse. Apresenta dificuldade em lidar com mudança, a presença de comportamentos repetitivos é bem evidente, e dificuldade em mudar foco ou ações.

- Nível 3 (Exige apoio muito substancial)

Déficit grave nas habilidades de comunicação social verbal e não verbal, causando prejuízos graves de funcionamento, grande dificuldade em dar início a interações sociais, resposta mínima quando a interação parte do outro, extrema dificuldade em lidar com mudança. Comportamentos restritos ou repetitivos interferem em várias esferas da vida. Apresenta também grande sofrimento para mudar focos e ações.

Para a elaboração do CID 11 foram ouvidos especialistas de diversos países, além de pacientes que faziam uso dos serviços de saúde mental, sugestões de profissionais de saúde e de evidências científicas (Alves *et al* 2020, p. 9). Os grupos encarregados da revisão DSM e CID resolveram alinhar as duas classificações o máximo possível, tendo em vista que a existência de duas classificações dificulta a coletas de dados, o uso estatístico dessas informações e a tentativa de replicar trabalhos científicos entre os países (DSMV, 2014, p. 55). Nessa nova versão, o TEA, anteriormente classificado como F84.0, passa a ser substituído por 6 A02, lembrando que existe um período de transição e que os códigos presentes no CID 10 ainda são válidos.

Subdivisões do TEA de acordo com CID 11 (Autismo e realidade, 2022):

6A02.0 – Transtorno do Espectro do Autismo sem Transtorno do Desenvolvimento Intelectual e com leve ou nenhum comprometimento da linguagem funcional.

Todos os indivíduos devem atender aos critérios para TEA, não apresentarem Transtorno do Desenvolvimento Intelectual, havendo apenas leve ou nenhum comprometimento no uso da linguagem/comunicação funcional, seja através da fala, seja através de outro recurso comunicativo (como imagens, textual, sinais, gestos ou expressões).

6A02.1 – Transtorno do Espectro do Autismo com Transtorno do Desenvolvimento Intelectual e com leve ou nenhum comprometimento da linguagem funcional.

Todos os indivíduos devem atender aos critérios para TEA e Transtorno do Desenvolvimento Intelectual associados a leve ou nenhum comprometimento no uso da linguagem/comunicação funcional, seja através da fala, seja através de outro recurso comunicativo (como imagens, textual, sinais, gestos ou expressões).

6A02.2 – Transtorno do Espectro do Autismo sem Transtorno do Desenvolvimento Intelectual e com linguagem funcional prejudicada.

Todos os indivíduos devem atender aos critérios para TEA, não apresentarem Transtorno do Desenvolvimento Intelectual, havendo, porém, prejuízo acentuado na linguagem/comunicação funcional em relação ao esperado para a sua faixa etária, seja através da fala (não podendo fazer uso mais do que palavras isoladas ou frases simples), seja através de outro recurso comunicativo (como imagens, textual, sinais, gestos ou expressões).

6A02.3 – Transtorno do Espectro do Autismo com Transtorno do Desenvolvimento Intelectual e linguagem funcional prejudicada.

Todos os indivíduos devem atender aos critérios para TEA e Transtorno do Desenvolvimento Intelectual associados a prejuízo acentuado na linguagem/comunicação funcional em relação ao esperado para a sua faixa etária, seja através da fala (não podendo fazer uso mais do que palavras isoladas ou frases simples), seja através de outro recurso comunicativo (como imagens, textual, sinais, gestos ou expressões).

6A02.5 – Transtorno do Espectro do Autismo com Transtorno do Desenvolvimento Intelectual e ausência de linguagem funcional.

Todos os indivíduos devem atender aos critérios para TEA e Transtorno do Desenvolvimento Intelectual associados à ausência de repertório e uso de linguagem/comunicação funcional, seja através da fala, seja através de outro recurso comunicativo.

6A02.Y – Outro Transtorno do Espectro do Autismo especificado

6A02.Z – Transtorno do Espectro do Autismo, não especificado

Importante destacar que o código "6A02.4 – Transtorno do Espectro do Autismo sem deficiência intelectual (DI) e com ausência de linguagem funcional" ficou de fora da versão final da CID-11.

Apesar de todo direcionamento fornecido pelo CID e DSM, é muito importante lembrar que a avaliação do paciente deve ser mais ampla do que a determinação do CID e a pontuação de questionários.

A consulta neurológica ou psiquiátrica deve começar com o acolhimento das famílias, a escuta ativa, para que depois haja espaço para uma anamnese mais direcionada. O estabelecimento de um vínculo, uma relação de confiança e parceria entre família e profissional é fundamental, pois a família passa por vários estágios no momento de um diagnóstico, como o impacto, a negação, o luto. A forma com que a notícia do diagnóstico é conduzida pode tornar esse processo mais leve ou mais desgastante. A falta de tempo, a inabilidade em comunicação e a falta de apoio emocional do profissional de saúde ainda são obstáculos para que essa abordagem seja adequada (Pinto *et al*, 2016).

A anamnese deve incluir todo o histórico desde a gestação até o momento de vida atual.

- História gestacional: importante saber as condições da gestação, presença de infecções, uso de substâncias ilícitas, realização ou não do pré-natal, uso de vitaminas habitualmente prescritas no pré-natal, uso de cigarro, abortamentos anteriores.
- História do parto: como foi o nascimento da criança, presença ou não de complicações, nascimento dentro do tempo programado ou não, índice de Apgar. Esse índice apresenta informações sobre a vitalidade do bebê no primeiro e quinto minuto de vida. São avaliados o tônus, a frequência cardíaca, o reflexo, a respiração e a cor. Para cada item é dada uma nota de 0 a 2, sendo que 0 indica ausência de sinal e 2 o sinal pleno, gerando um somatório de 0 a 10. A presença de pontuação menor que 7 no quinto minuto de vida pode sugerir falta de oxigenação, o que pode impactar no desenvolvimento da criança. Essa informação é totalmente relevante e deve ser anotada no cartão de vacinação da criança, junto com outras informações sobre o nascimento.
- Triagem neonatal: teste do pezinho, teste do olhinho, teste do coraçãozinho, triagem auditiva.
- História do crescimento e desenvolvimento: esse é um dos tópicos mais importantes quando se trata de uma criança com atraso de desenvolvimento em investigação, pois pode trazer informações pertinentes para o direcionamento do diagnóstico. A idade com que rolou, sentou,

engatinhou, andou, falou as primeiras palavras é explorada nesse tópico, além das informações já abordadas no início desse capitulo, como troca de olhar, movimento de antecipação ao ser pego no colo, presença de sorriso social, presença de regressão de marcos (quando a criança fazia coisas e deixou de fazer), controle de esfíncter (retirada de fraldas), independência nas Atividades de Vida Diária (AVD), como escovar dentes, vestir-se, alimentar-se sozinha.

- História patológica pregressa: doenças, internações, cirurgias, relato de convulsões. É importante lembrar que a frequência de epilepsia em crianças com autismo é elevada (Pereira *et al*, 2012).

- História alimentar: essa é outra informação necessária em pacientes com suspeita de TEA, que muitas vezes apresentam seletividade alimentar. É muito importante compreender como foi o processo de introdução alimentar, como é a alimentação da criança atualmente e se há aversão a texturas ou cheiros.

- História social: é necessário compreender o contexto em que essa criança está inserida. Como é a dinâmica familiar, quem vive na casa, como é a rotina dessa criança. Vale lembrar que o atraso no desenvolvimento também pode estar relacionado à privação de estímulo e não necessariamente a algum transtorno. A forma de estímulo, tempo de exposição à tela, período de adaptação na creche ou escola, relação com outras crianças, assuntos de interesses e tipos de brincadeira são informações que devem ser exploradas com detalhes em um consultório de neurologia. A fim de ilustração, o fato de uma criança não se interessar por brinquedos e preferir ficar observando objetos que giram, como ventilador, ou ficar muito tempo concentrada na roda de um carrinho, ao invés de dar função ao mesmo, pode ser um sinal de alerta para o autismo.

• Hábitos de sono: geralmente esse assunto não é abordado como destaque, mas considero a informação significativa tendo em vista que a qualidade do sono insatisfatória pode impactar no comportamento, atenção e humor. Muitas vezes, manejos comportamentais, como a higiene do sono, podem ser muito favoráveis.

• História familiar: a história familiar pode trazer informações significativas, principalmente pela possibilidade do atraso no desenvolvimento estar associado a um fator genético. Vale fazer um levantamento da presença de doenças ou transtornos diagnosticados na família.

Durante todo esse processo de entrevista, a criança pode ser observada dentro do consultório. Vale lembrar a importância do local ser adequado, permitindo a exploração do ambiente e de brinquedos. Nesse momento, pode ser observada a presença ou não do brincar simbólico, do contato visual, da compreensão e execução de comandos. O exame clínico deve ser realizado no momento e local que a criança fique mais confortável. Levar o material necessário para uma área onde ficam os brinquedos e examiná-la durante uma brincadeira pode ser mais produtivo do que obrigar a criança a ficar em uma maca, comprometendo a avaliação global.

A partir desse momento, alguns exames complementares podem ser solicitados. Vale lembrar que o diagnóstico do autismo é clínico, mas exames podem ser solicitados visando buscar condições médicas associadas ou outras que justifiquem as queixas apresentadas, como teste auditivo (audiometria, timpanometria, Brainstem Auditory Evoked Response - BERA), testes genéticos (pesquisa de X-frágil, cariótipo, microarray cromossômico), ressonância magnética de crânio com espectroscopia e eletroencefalograma.

De forma paralela, mesmo sem o diagnóstico definido, a criança pode ser encaminhada para avaliação e intervenção multidisciplinar, lembrando que a indicação das terapias é realizada de forma individual, não havendo um protocolo único para todas as crianças. Essa avaliação e a evolução do paciente nas terapias trazem informações relevantes para que o médico possa concluir o diagnóstico definitivo.

Aguiar e Ponde (2020) descrevem o impacto do diagnóstico nos pais. Na visão dos autores, a reação dos pais reflete a forma com que a consulta foi conduzida, podendo variar entre a ausência de qualquer expressão emocional, presente quando aspectos biomédicos foram destacados no momento do diagnóstico, e uma reação mais emocional, quando a comunicação do diagnóstico vai além de aspectos biomédicos, permitindo ao profissional o fornecimento de estratégias para lidar com medo e angústia.

Ratifico que diagnóstico não é destino. É apenas um caminho que pode ser trilhado de forma mais leve, com descobertas, alegria e conquistas diárias. Mas, para que isso se concretize de forma plena, é necessário que profissionais da saúde, da educação e familiares consigam ver além do diagnóstico. Para isso, precisa haver acesso à informação e desejo de acessar o ser humano de uma forma plena, valorizando suas potencialidades e promovendo a verdadeira inclusão.

Referências

AGUIAR, M. C. M. de; PONDÉ, M. P. Autism: impact of the diagnosis in the parents. **Jornal Brasileiro de Psiquiatria**, v. 69, n. 3, p. 149–155, jul./set. 2020. Disponível em: https://www.scielo.br/j/jbpsiq/a/CQ5SdxNGKyCBHsjZVfH8dqx/abstract/?lang=en. Acesso em: 25 out. 2023.

ALVES, L. E.; MONTEIRO, B. M. M.; SOUZA, J. C. Comparação da classificação dos transtornos do desenvolvimento infantil usando DSM-5, CID-10 e CID-11. **Investigação, Sociedade e Desenvolvimento**, [S. l.], v. 9, n. 10, pág. e6579109058, 2020. Disponível em: https://rsdjournal.org/index.php/rsd/article/view/9058. Acesso em: 25 out. 2023.

APA - AMERICAN PSYCHIATRIC ASSOCIATION *et al.* **DSM-5: Manual diagnóstico e estatístico de transtornos mentais**. Artmed Editora, 2014.

AUTISMO e Realidade. TEA na CID 11: O que muda?. **Autismo e Realidade**, 2022. Disponível em: https://autismoerealidade.org.br/2022/01/14/tea-na-cid-11-o-que-muda/#:~:text=6A02.0%20%E2%80%93%20Transtorno%20do%20Espectro,nenhum%20comprometimento%20da%20linguagem%20funcional. Acesso em: 25 out. 2023.

BRAGA, D. S. *et al.* Avaliação e diagnóstico do Transtorno do Espectro Autista - TEA. **Conjecturas**, [S. l.], v. 22, n. 13, p. 846–860, 2022. Disponível em: https://conjecturas.org/index.php/edicoes/article/view/1726. Acesso em: 31 out. 2023.

CÔRTES, M. do S. M.; ALBUQUERQUE, A. R. de. Contribuições para o diagnóstico do transtorno do espectro autista: de Kanner ao DSM-V. **Revista JRG de estudos acadêmicos**, São Paulo, v. 3, n. 7, p. 864–880, 2020. Disponível em: https://revistajrg.com/index.php/jrg/article/view/248. Acesso em: 25 out. 2023.

FADDA, G. M.; CURY, V. E. A Experiência de mães e pais no relacionamento com o filho diagnosticado com autismo. **Psicologia**: teoria e pesquisa, v. 35, p. e35nspe2, set. 2019. Disponível em: https://www.scielo.br/j/ptp/a/ZmKTNVYCbJYknWFmMcrpwpQ/. Acesso em: 25 out. 2023.

FERNANDES, C. S.; TOMAZELLI, J.; GIRIANELLI, V. R. Diagnóstico de autismo no século XXI: evolução dos domínios nas categorizações nosológicas. **Psicologia USP**, [S. l.], v. 31, p. e200027, 2020. Disponível em: https://www.revistas.usp.br/psicousp/article/view/202487. Acesso em: 27 out. 2023.

LIMA, F. S. R. de *et al.* Evidências científicas sobre a identificação precoce do Transtorno do Espectro Autista (TEA) em crianças na Atenção Primária à Saúde: protocolo de revisão de escopo. **Investigação, Sociedade e Desenvolvimento**, [S. l.] , v. 11, n. 11, pág. e550111133980, 2022. Disponível em: https://rsdjournal.org/index.php/rsd/article/view/33980. Acesso em: 27 out. 2023.

MORGADO, F. CASANOVA, J. **O perfil de liderança do professor e suas influências nas atitudes inclusivas**. 2022. 126 f. Dissertação (Mestrado em Ciências da educação com ênfase em educação especial: domínio cognitivo motor) — Universidade Fernando Pessoa, Portugal, 2022. Disponível em: https://bdigital.ufp.pt/handle/10284/11500. Acesso em: 27 out. 2023.

NARDES F., PASTURA G. M. C. Anamnese pediátrica: revisão de um tópico consagrado. **Residência Pediátrica**, [S. l.], 2021; v. 11, n. 1, p. 1-10, 2021. Disponível em: https://residenciapediatrica.com.br/detalhes/861/anamnese%20pediatrica-%20revisao%20de%20um%20topico%20consagrado. Acesso em: 27 out. 2023.

PEREIRA, P. L. S. *et al.* Importância da implantação de testes para rastreamento e diagnóstico precoce do transtorno do espectro autista (TEA) na atenção primária. **Brazilian Journal of Health Review**, Curitiba, v. 4, n. 2, pág. 8364–8377, mar./abr. 2021. Disponível em: https://ojs.brazilianjournals.com.br/ojs/index.php/BJHR/article/view/28223. Acesso em: 27 out. 2023.

PEREIRA, A.; PEGORARO, L. F. L.; CENDES, F. Autismo e epilepsia: modelos e mecanismos. **Journal of Epilepsy and Clinical Neurophysiology**, v. 18, n. 3, p. 92–96, 2012. Disponível em: https://www.scielo.br/j/jecn/a/5nQPFDbmBPM8TC3ZxF9Xx6t/. Acesso em: 31 out. 2023.

PINTO, R. N. M. *et al.* Autismo infantil: impacto do diagnóstico e repercussões nas relações familiares. **Revista Gaúcha de Enfermagem**, v. 37, n. 3, p. e61572, 2016. Disponível em: https://www.scielo.br/j/rgenf/a/Qp39NxcyXWj6N6DfdWWDDrR. Acesso em: 31 out. 2023.

SANTOS, N. C. P. *et al.* Factors associated with low Apgar in newborns in birth center. **Revista Brasileira de Enfermagem**, v. 72, p. 297–304, dez. 2019. Disponível em: https://www.scielo.br/j/reben/a/ck7tN4vbpTLfd8FbG9bdwJL/?lang=en. Acesso em: 31 out. 2023.

SEIZE, M. DE M.; BORSA, J. C. Instrumentos para rastreamento de sinais precoces do autismo: revisão sistemática. **Psico-USF**, v. 22, n. 1, p. 161–176, jan. 2017. Disponível em: https://www.scielo.br/j/pusf/a/DmJB3M7FMTYZqXHRRKDtchm/abstract/?lang=pt. Acesso em: 31 out. 2023.

VITOLA, B. B. Identificação e intervenção precoce no Transtorno do Espectro Autista (TEA): uma revisão de escopo. 2021. Trabalho de Conclusão de Curso (Graduação em Terapia Ocupacional) – Universidade Federal de São Carlos, São Carlos, 2021. Disponível em: https://repositorio.ufscar.br/handle/ufscar/15219. Acesso em: 31 out. 2023.

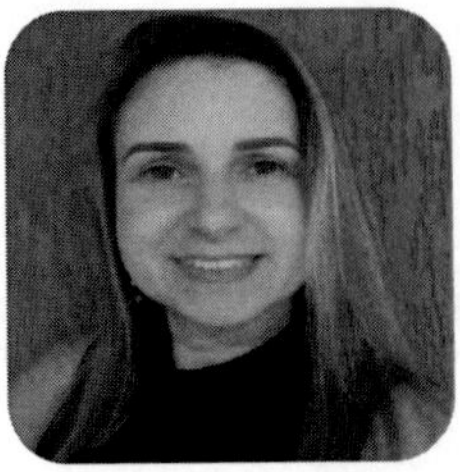

Como foi o encontro com o diagnóstico do autismo
Autora: Amanda Carlou

Professora, Pedagoga, Neuropsicopedagoga, Pesquisadora e Escritora
Doutora em Educação, com ênfase em Educação Especial e Inclusão, pela Universidade do Estado do Rio de Janeiro (UERJ).
Especialista em Atendimento Educacional Especializado (AEE).
Especialista em Individualização do ensino para estudantes com Transtorno do Espectro Autista
Coordenadora Geral do Núcleo de Atendimento às Pessoas com Necessidades Específicas do Instituto Federal de Educação, Ciência e Tecnologia do Rio de Janeiro (IFRJ).
Orientadora e avaliadora de monografia do curso de Pedagogia (CEDERJ/UERJ)

A maternidade é uma experiência única. Por mais que se tenha informações e vivências sobre essa experiência, ao se tornar mãe, seja do primeiro, segundo ou terceiro filho, a mulher experimenta um momento que é exclusivo. Pois cada indivíduo tem suas particularidades e subjetividades que tornam essa relação única. Assim, ao nascer um filho, cada uma de nós, mães, teremos sentimentos, sensações e expectativas novas e singulares. Claro que tudo isso também está imerso nas experiências sociais coletivas sobre a maternidade. Desde a infância, experimentamos a maternidade, seja como filhas, seja protagonizando brincadeiras, ou mesmo observando nossa mãe e outras mães. Vivenciamos muitas situações ao longo da nossa vida que envolvem a maternidade.

Essa teia de experiências individuais e coletivas produzem nosso conceito sobre a maternidade. Com a chegada de um filho, todos esses conceitos, experiências e sensações acumuladas vêm à tona e, com eles, criamos expectativas, baseadas em situações anteriores para um momento que é e será sempre único. É sobre essa singularidade que precisamos refletir. Ao receber uma criança na família, com ela, vêm as expectativas, os sonhos, os planos. Muitos deles baseados em imaginários socialmente construídos sobre o desenvolvimento humano.

Receber um filho faz emergir muitos sentimentos que nos levam a idealizar vivências a partir da nossa história de vida. No entanto, quando nossas expectativas não correspondem à realidade, vem a frustração, o sentimento de culpa e tantas outras emoções com as quais não fomos preparadas para lidar (KWANT, 2017). Assim foi minha experiência com a maternidade. Uma maternidade atípica, um termo que conheci após o diagnóstico de autismo do meu filho.

O termo atípico se refere ao que não é considerado padrão. Uma criança com Transtorno do Espetro Autista (TEA) é considerada uma criança atípica, pois não tem um desenvolvimento considerado padrão em relação às demais crianças. É importante destacar que atípico não significa inferior, esse termo é usado para caracterizar uma diferença, sem que seja atribuído um conceito negativo.

Ao tornar-me mãe, não estava nos meus planos uma maternidade atípica. Hoje entendo que a maternidade é uma construção, que vai acontecendo na relação com o filho. No primeiro contato com nossa criança, iniciamos algo que será muito particular, pois a relação é elaborada a partir do que é único e exclusivo de cada ser, seja da mãe ou do filho.

Com base na minha experiência de mãe de uma criança autista, considero extremamente importante a observação dos primeiros sinais do

TEA. O diagnóstico precoce de TEA possibilita a melhoria da qualidade de vida e o melhor desenvolvimento das habilidades da pessoa com essa condição. Observar e registrar os comportamentos das crianças é fundamental no processo de diagnóstico (PESSIM; FONSECA, 2015).

É possível identificar os sinais de TEA desde muito cedo. Com meu filho, comecei a observar a partir dos 6 meses de vida. Como mãe, essa é uma situação bem difícil, pois temos a expectativa de que nosso filho esteja dentro do padrão. Como muitas outras mães que conheci nessa caminhada, eu também fiquei muito assustada ao observar comportamentos que julgava serem incomuns naquela idade. Hoje vejo que isso fez toda diferença para o desenvolvimento do meu filho.

Existem muitas listas sobre os critérios diagnósticos do TEA em crianças pequenas, no entanto, o mais importante é que a família observe sua criança no contexto em que ela vive, registre essas informações e converse com um profissional especialista em desenvolvimento infantil. Em crianças muito pequenas, as características de interação social muitas vezes não são tão evidentes, e por isso é muito importante que quem fica mais tempo com a criança faça essa observação e registro.

Nos primeiros meses de vida do meu filho, observava que ele era um bebê muito agitado e bastante irritado, sem nenhuma causa específica. Isso me deixou alerta e passei a reparar em outros comportamentos conforme os meses iam passando. Minhas queixas nem sempre foram acolhidas por profissionais ou familiares. Havia sempre aqueles que diziam que "fulano" também era assim, ou "ciclano" também fazia isso. Só que eu comecei a notar que todas essas situações que julgavam parecidas com outras crianças se concentravam todas no meu filho. Não era um ou outro comportamento, eram vários.

A busca por informação foi muito crucial nessa etapa. Eu acreditava sinceramente que o diagnóstico precoce traria muitos benefícios para o desenvolvimento do meu filho. E realmente fez. Meu filho se chama Benjamim, nasceu com 7 meses e meio, uma criança pequena e agitada. Aos 2 anos teve o diagnóstico de TEA e, aos 6 anos, após avaliações, descobrimos que também tem Transtorno de Déficit de Atenção com Hiperatividade (TDAH), atualmente, com 7 anos, continua com terapias constantes e se desenvolvendo muito bem.

Ao perceber as diferenças no comportamento do meu filho, fiquei com muito medo e com muita frustação também. Tinha medo por ele, de como seria sua vida e dos preconceitos. Só que eu tinha mais medo de que ele não desenvolvesse todo o seu potencial, e isso sim seria prejudicial para sua vida. Por isso, qualquer que fosse o diagnóstico, eu queria saber logo, precisava de uma definição para poder oferecer todo o suporte necessário para que ele se desenvolvesse plenamente.

O diagnóstico do TEA é um processo complexo que envolve uma avaliação abrangente de várias áreas do desenvolvimento da criança. Geralmente, o processo de diagnóstico envolve as seguintes etapas: 1 - Observação e entrevistas: um profissional de saúde especializado, como um psicólogo, psiquiatra ou neuropediatra, irá realizar entrevistas com os pais ou cuidadores da criança para coletar informações gravadas sobre o desenvolvimento da criança, comportamentos observados, histórico médico e informações sobre o contexto familiar. 2 - Avaliação (SUNAKOZAWA, MATHIAS, VIDOTTI, 2020).

Passamos por todas essas etapas, inclusive a realização de exames. O diagnóstico de TEA é totalmente clínico, isso significa que não existe um exame específico para se diagnosticar o autismo. Mas muitos profissionais solicitam alguns exames para fazer o diagnóstico diferencial, ou seja, descartar outras condições que possam ser suspeitas. Meu filho fez exame auditivo para descartar algum comprometimento nessa área, pois muitas vezes não atendia ao chamado do seu nome. Uma vez descartado a possibilidade de outras deficiências ou transtornos, é possível realizar o diagnóstico de autismo a partir das características do comportamento e interação da criança.

O caminho até o diagnóstico não é fácil. Emocionalmente, é uma montanha russa. Quando recebi o laudo de TEA do meu filho, tive uma mistura de sentimentos, tristeza e medo, mas, ao mesmo tempo, senti alívio. Aprendi que diagnóstico não é sentença, e sim um caminho, ele nos aponta a direção a seguir. E é muito melhor quando sabemos qual a estrada que precisamos trilhar, assim não ficamos perdidos.

Durante minha jornada na maternidade atípica aprendi algumas coisas:

- Acreditar na minha intuição (eu sentia que tinha alguma coisa diferente no meu filho, ainda que muitas pessoas não acolhessem meu sentimento).
- Buscar ajuda de profissionais especializados (não é qualquer profissional, muitos pediatras e outros profissionais não se atualizam e avaliam com base em informações descontextualizadas).
- Conhecer outras mães e familiares que vivenciem as mesmas situações (rede de apoio é fundamental, quem vive situações semelhantes consegue ter mais empatia, além de nos ajudar com informações mais precisas).
- Autocuidado (cuidar de si é cuidar do outro, um aprendizado muitas vezes difícil, mas extremamente necessário).

Em relação ao processo de diagnóstico precoce de TEA, algumas dicas são muito valiosas:

- Observe sua criança na relação com você e com outras pessoas, como ela interage com o ambiente e objetos ao seu redor, com as sensações, os barulhos, as cores, os alimentos etc.
- Observe o choro e o sorriso, os sons emitidos, os movimentos etc.

• Registre tudo. Use e abuse da tecnologia para registro, muitas vezes não temos tempo de fazer anotações. Faça filmagens e grave áudios para ouvir depois ou mostrar para os profissionais. Não confie na sua memória.

A partir do diagnóstico, começa a trajetória em busca dos melhores recursos para o desenvolvimento da criança. Hoje, sabemos que é necessário o tratamento multidisciplinar, a partir de estímulos em várias áreas. O plano terapêutico é definido de acordo com as características de cada sujeito, por isso não tem um padrão. E pode mudar ao longo do desenvolvimento e de acordo com a faixa etária.

Após o diagnóstico do Benjamim, iniciamos a estimulação com fonoaudiologia, terapia ocupacional, fisioterapia, musicoterapia e equoterapia. Aos 4 anos, Benjamim começou a falar e, atualmente, fala muito bem, ele ainda recebe atendimento fonoaudiológico por causa da hipotonia, mas está a caminho da alta. O plano terapêutico mudou, hoje é acompanhado por psicólogo e psicopedagoga. O maior desafio ainda é a seletividade alimentar e coordenação motora. Usamos vários recursos para dar conforto nas suas interações sociais, tais como abafador de ruído e roupas confortáveis.

O TEA é um amplo espectro com muitas combinações de características, sendo assim, cada pessoa precisa de um tipo de suporte de acordo com suas necessidades. Esses tipos de suporte são divididos em nível 1 (pouco suporte), nível 2 (médio suporte) e nível 3 (muito suporte). Meu filho inicialmente recebeu diagnóstico de nível 2 de suporte, no momento, com quase 8 anos, está avaliado em nível 1 de suporte.

A mudança de nível é possível devido às interações terapêuticas que contribuem para o desenvolvimento das habilidades e a diminuição das dificuldades de comunicação e interação. No entanto, não existe cura para o autismo, uma vez que não é uma doença. O autismo é uma condição relacionada ao neurodesenvolvimento, isso significa que o modo de ser, estar, sentir, expressar-se e comunicar-se da pessoa nessa condição é muito peculiar e se dá diferente da forma considerada típica para as demais pessoas.

Entender isso é muito importante para que possamos compreender nossos filhos, sem querer descaracterizá-los e respeitando-os a partir das suas próprias individualidades. Assim poderemos auxiliá-los ao longo da sua jornada de vida da melhor forma possível. Quando compreendi que meu filho só precisava de acolhimento, empatia, suporte e estímulos adequados, passei a encarar a maternidade atípica com outros olhos.

O que mais desejo é que todas as pessoas entendam que a construção de um mundo verdadeiramente inclusivo só é possível a partir do respeito a todas as pessoas, independentemente da sua condição. Aprendi que autoconhecimento é a chave para a felicidade. Por isso, reafirmo com toda certeza: diagnóstico não é o fim, e sim o começo de uma linda jornada de compreensão de si mesmo. Eu, como mãe, desejo que meu filho possa ser muito feliz por ser uma pessoa que se compreende, se respeita e se ama irrestritamente.

Referências

KWANT, F. de. Mãe de autista – o que isso diz sobre você. **Autimates**, 2017. Disponível em: http://www.autimates.com/mae-de-um-autista/. Acesso em: 25 out. 2023.

PESSIM, L. E.; FONSECA, B. C. R. Transtornos do Espectro Autista: Importância e Dificuldade do Diagnóstico Precoce. **Revista Científica Eletrônica FAEF**, v. 3, n. 14, p. 7-28, 2015. Disponível em: http://faef.revista.inf.br/imagens_arquivos/arquivos_destaque/pnnWsCHLoL9zOLE_2015-3-3-14-7-28.pdf. Acesso em: 25 out. 2023.

SUNAKOZAWA, V. R.; MATHIAS, L. I. S. de.; VIDOTTI, M. Z. Autismo: importância do diagnóstico precoce. **Revista Científica Multidisciplinar Núcleo do Conhecimento**. v. 02, n. 09, p. 05-11, set. 2020. Disponível em: https://www.nucleodoconhecimento.com.br/saude/diagnostico-precoce. Acesso em: 25 out. 2023.

entre cores

Relatos e intervenções no

AUTISMO

CAPÍTULO 2

A PSICOLOGIA NO TRANSTORNO DO ESPECTRO AUTISTA (TEA)

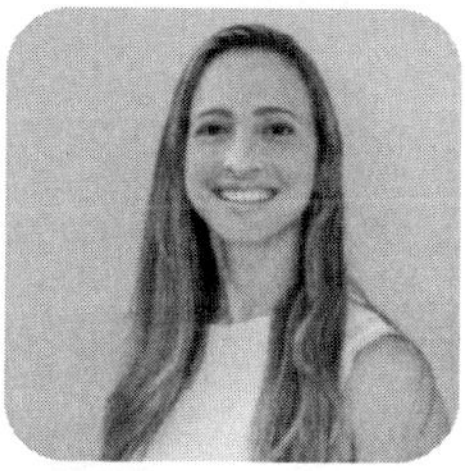

Acompanhamento psicológico do Transtorno do Espectro Autista (TEA)

Autora: Isabela Fortes
Especialidade: Psicóloga

Psicóloga Infantil
Pós-graduada em Infância e Adolescência (Santa Casa-RJ); Mestre em Ciências (Departamento de Psiquiatria USP-SP);
Especialista em intervenção precoce; Diretora do NIP.

Quando retratamos o Transtorno do Espectro Autista (TEA) abordamos um amplo cenário onde cada indivíduo possui suas próprias peculiaridades, sejam elas potencialidades ou dificuldades. Desde 2013, com a versão mais recente do *Manual Diagnóstico de Transtornos Mentais da Associação Americana de Psiquiatria – DSM-5*, da American Psychiatric Association, que é o principal manual de referência da área no âmbito científico, o autismo passou a ser considerado oficialmente um espectro, permitindo incluir todas as apresentações de comprometimento, da mais leve à mais severa, classificadas oficialmente em três diferentes níveis. Com isso, considerando a extensa variedade de características que existe dentro do TEA, as metas do tratamento psicológico vão também se moldar de acordo com a demanda particular composta pela individualidade de cada um.

De acordo com a Organização Mundial da Saúde (OMS), a estimativa média da população mundial que tem TEA é de 1% (ZEIDAN et al, 2022) e uma pesquisa mais recente, realizada em 2020, em 11 cidades nos Estados Unidos, aponta que 1 a cada 36 crianças aos oito anos de idade tem TEA (MAENNER *et al.*, 2023). Como os casos de TEA têm aumentado consideravelmente, sendo o transtorno do neurodesenvolvimento cuja prevalência tem crescido mais rapidamente (BONNET-BRILHAULT, 2017), com aproximadamente 70 milhões de indivíduos ao redor do mundo (UNITED NATIONS, 2017), torna-se indispensável estudar sobre esse transtorno para melhor compreendê-lo e saber reconhecer suas características, seus sinais de alerta e como intervir segundo teorias baseadas em evidências científicas.

Sabemos que, quando abordamos o TEA, a literatura é mais extensa para o mundo infantil. No entanto, a criança de hoje é o adolescente e, logo, o adulto de amanhã. Precisamos entender como melhor contribuir para a qualidade de vida do indivíduo também na adolescência e na vida adulta, quando os desafios ainda existem apesar de mudarem de "formato". Neste capítulo, vamos olhar para os desafios e as necessidades mais comumente identificadas nas principais fases da vida e como a psicoterapia pode melhor contribuir para cada uma delas.

Como a intervenção psicológica acontece no tratamento do indivíduo com TEA?

Olhar integrado

Sabemos que é importante ter uma base única de como intervir, independentemente do grau de comprometimento e das questões principais a serem trabalhadas ou incentivadas. A avaliação psicológica do indivíduo com TEA deve englobar as áreas do desenvolvimento como um todo através da perspectiva de que o indivíduo não pode e nem deve ser segmentado em diferentes funcionalidades, ou seja, ele é a forma que se comunica, verbal ou corporalmente, que percebe as sensações do ambiente, que se movimenta etc. Assim, quando falamos de comportamento estamos enfatizando tudo aquilo que o indivíduo faz, sozinho ou na presença das pessoas com quem convive, em todos os ambientes em que está inserido. A partir dessa certeza, podemos entender que o foco da psicologia no atendimento da criança, do adolescente, e do adulto com TEA é o olhar global para tudo que o indivíduo é.

Motivação, vínculo e afeto

A partir do olhar individualizado, levando em consideração que cada indivíduo tem uma maneira específica de agir e reagir às situações do dia a dia, devemos também prever que a motivação de cada um para adquirir determinado aprendizado também varia. Com isso, o acompanhamento psicológico dos indivíduos com TEA demanda dos especialistas a observação, identificação e avaliação do comportamento apresentado de acordo com as motivações a fim de promover mudanças em seu desenvolvimento e crescimento. Sabemos que o aprendizado depende da vontade, do desejo. Essa certeza precisa estar sempre presente durante todo o tratamento psicológico/psicoterapêutico do indivíduo e é com base nela que devemos guiar o tratamento. Tanto a motivação quanto a aprendizagem têm a dopamina como neuromodulador essencial (BERKE, 2018), havendo associação significativa entre os processos de aprendizagem e os fatores motivacionais envolvidos (COOK; ARTINO, 2016). E como melhor motivar o indivíduo com TEA? Para motivar alguém a querer realizar uma atividade, brincadeira, jogo ou tarefa, por exemplo, precisamos conhecê-lo a fim de entendermos o que para ele tem valor. O vínculo e o afeto são essenciais no processo, pois facilitam a aproximação entre o indivíduo e o terapeuta. Quanto mais forte é o vínculo e a troca afetiva na relação paciente-terapeuta, maiores são as chances de adesão e de eficácia do tratamento através da conquista das metas estabelecidas. Uma das mais importantes estratégias da prática clínica é utilizar o afeto como reforço positivo para formação de vínculo. O afeto, como um dos principais reforços positivos, senão o principal, pode acontecer tanto dentro quanto fora do *setting* terapêutico. Em casa, na escola, em aulas extras, como de música, e na prática de esportes, podemos exercer o afeto a todo momento como reforçador do comportamento adequado. O afeto é um reforço positivo maravilhoso, pois contribui para a retenção do aprendizado associado. Assim, ele deve ser considerado como essencial para auxiliar no sucesso do tratamento, pois atua diretamente no que é considerado o "sistema límbico das emoções" (ROLLS, 2015) e pode contribuir para um aprendizado mais rápido e eficaz. Com isso, o indivíduo aumenta a probabilidade de repetir o comportamento desejado em prol do seu aprendizado e desenvolvimento saudável.

Orientação parental

As estratégias terapêuticas devem ser implementadas no dia a dia do indivíduo. Por esse motivo, pais devem ser ensinados pela equipe terapêutica a colocar em prática as principais técnicas realizadas nas sessões de psicoterapia, para assim desempenharem também um papel essencial no tratamento dos filhos. Intervenções mediadas pelos pais é uma maneira eficaz de aumentar o tempo em que a criança recebe estímulos positivos que, a longo prazo, irão auxiliar tanto a criança como a sua família (INGERSOLL; DVORTCSAK, 2019). Ainda assim, vale ressaltar que pais são acima de tudo os cuidadores e que não é para haver peso na responsabilidade de exercer o papel de terapeutas, mas sim de "coterapeutas" e, através dessa coparticipação, sentirem-se empoderados, capazes de contribuir em prol do melhor desenvolvimento de seus filhos. Por melhor conhecerem seus filhos e conviverem com eles no dia a dia, pais são fundamentais em todo processo do tratamento, sendo testemunhas das maiores dificuldades e potencialidades presentes. A fim de generalizarmos os ganhos terapêuticos para todos os ambientes, assim como para facilitarmos a igualdade de conduta entre as principais figuras do convívio do indivíduo com TEA, deve haver um espaço para que os pais conversem com os terapeutas a respeito de dúvidas sobre o tratamento e para que recebam as orientações necessárias. Orientações parentais formais podem acontecer mensal, quinzenal ou semanalmente, dependendo da demanda do indivíduo e da família. Dando ênfase mais especificamente à criança e ao adolescente, vale ressaltar que a troca contínua entre equipe psicoterapêutica, pais e escola, no dia a dia do tratamento, é muito importante para entendermos como está seu comportamento fora do setting terapêutico. Por esse motivo, a equipe de psicologia pode e deve ir em outros ambientes fora do consultório, como na escola ou em uma aula de futebol, por exemplo, para observar como está a comunicação social do indivíduo e avaliar a qualidade de sua interação fora da terapia. Assim, focando no trabalho em conjunto, é de suma importância a orientação parental para potencializarmos as chances dos ganhos terapêuticos a fim de que o indivíduo aumente cada vez mais seu repertório de comportamentos adequados e funcionais em favor do seu crescimento e desenvolvimento.

Focar no potencial

Sabemos que o TEA é um transtorno do neurodesenvolvimento que afeta distintas áreas, como a comunicação, o funcionamento sensorial e a interação social, e que desencadeia uma percepção diferente dos estímulos do ambiente. Com isso, a preferência por atividades e interesses, e a maneira como o indivíduo expressa-a, se torna diferenciada também. Ou seja: o cérebro tem uma maneira distinta de funcionar, de captar os estímulos do ambiente e de reagir a eles. Mas pode haver potencialidades nessa forma diferente de sentir/ver o mundo? Sim! É comum vermos, no mundo do entretenimento de séries e filmes, a exposição de habilidades excepcionais dos indivíduos com TEA, mas sabemos que não faz parte da realidade da maioria dos casos observados nos consultórios de psicologia. A prevalência das altas habilidades no espectro autista varia dependendo da amostra, ou seja, do perfil das pessoas que fazem parte da pesquisa. Um estudo de 2013 registrou a variação de 0,5% a 72,9% (MOTTRON *et al.*, 2013) em pesquisas que avaliaram diferentes habilidades, dentre elas hiperlexia e ouvido absoluto.

No entanto, na vida diária, a ênfase não é nas potencialidades, mas sim nas dificuldades por elas interferirem de forma mais comprometedora na qualidade de vida das pessoas com TEA e das suas famílias. Ainda assim, não precisamos focar apenas nas habilidades excepcionais quando falamos de potencialidades. Vale ressaltar que mesmo a criança, o adolescente ou o adulto com mais comprometimento dentro do espectro autista certamente possui aptidões, características positivas e/ou coisas que conseguem fazer bem, que podem ser usadas a seu favor durante o tratamento e assim contribuir para os avanços almejados na terapia. Durante as sessões de avaliação, que são as primeiras sessões para conhecer o indivíduo, é de extrema importância observarmos com atenção o comportamento do indivíduo para identificarmos quais são suas potencialidades. O indivíduo pode, por exemplo, apresentar excelente capacidade de retenção da memória visual e/ou auditiva, que pode certamente auxiliar no processo de aprendizado de novas habilidades, como a conquista dos importantes marcos do desenvolvimento. Assim, precisamos considerar que existem áreas onde o indivíduo demonstra potencial de crescimento, que podem e devem auxiliar nas intervenções das sessões de psicoterapia. Através do olhar para o potencial existente, aumentamos as chances de eficácia do tratamento.

Crianças

A intervenção / Estimulação precoce

Muito ouvimos falar sobre "janela do desenvolvimento" quando o tema autismo, e mais especificamente intervenção precoce, é abordado. Sabemos que iniciar o tratamento psicológico/psicoterapêutico na primeira infância, quando os primeiros sinais surgem, é o ideal para aproveitarmos o período de maior sensibilidade neuronal para captar os estímulos apresentados. No entanto, vale ressaltar que o cérebro está sempre em constante movimento para aprender, mesmo após o término da infância, na fase da adolescência e até na adulta. Mas levando em consideração que a neuroplasticidade acontece mais intensamente em períodos mais críticos e sensíveis do desenvolvimento cerebral pré e pós-nascimento, "janelas de oportunidade" devem ser consideradas (ISMAIL, 2017). Assim, quanto mais precoce for a intervenção adequada, melhor.

A avaliação da psicoterapia comportamental de estimulação precoce visa analisar e entender o desenvolvimento da criança como um todo. A maneira como ela comunica seus desejos e compartilha seus interesses e experiências vivenciadas — através da linguagem verbal e/ou gestual —; o que ela compreende da comunicação dos outros à sua volta; como ela se apresenta em seus movimentos amplos e finos, tanto na brincadeira — sozinha ou com seus pares — quanto na exploração do espaço em que se encontra; a quantidade de tempo e a qualidade do foco que destina para cada atividade; o quanto de autonomia ela apresenta nas suas escolhas e ações; quais tipos de atividades e brincadeiras são de sua preferência e o quanto de flexibilidade ela demonstra em realizar aquelas que são escolhas do outro; o quanto de segurança demonstra em buscar o novo e aceitar novas propostas; qual é seu nível de tolerância em relação às próprias frustrações; de que forma ela se percebe no mundo e como sua autoestima vem sendo desenvolvida: todos esses fatores contribuem fortemente para definir seus comportamentos e influenciam diretamente em como a criança expressa suas emoções. Em paralelo, todos esses aspectos se tornam, portanto, essenciais para a construção das habilidades sociais, ou seja, para o direcionamento e a qualidade da interação da criança com seus pares.

O tratamento da criança com TEA tem o foco na busca de se aproximar da curva de desenvolvimento típico, especificamente dos principais marcos do desenvolvimento, como a aquisição da fala. Busca-se a construção e o aprimoramento da comunicação social — estabelecimento e melhora do contato visual, da comunicação gestual assim como da linguagem verbal/expressiva e compreensiva; a estimulação da atenção sustentada — capacidade de se concentrar em uma atividade ou brincadeira proposta, por exemplo; o aprendizado das habilidades sociais e regras assim como das funções de atividades e brinquedos diversos; e o aumento da tolerância à frustração e da flexibilidade diante de situações adversas. A estimulação precoce também promove oportunidades para que a criança consiga expressar seus desejos e suas emoções, para que obtenha mais foco nas atividades e nos comandos solicitados e para que alcance uma socialização com o outro de forma mais adequada.

Queixas principais que o quadro de TEA apresenta

• Dificuldade de atender quando é chamado(a) pelo nome.

• Tendência ao isolamento social: apresenta especial dificuldade em iniciar contato visual e mantê-lo por pelo menos alguns segundos.

• Provável desatenção e dificuldade em se concentrar nas atividades escolares e nas que demandam foco: a concentração em uma só tarefa por alguns minutos é especialmente desafiadora, tornando difícil a finalização de uma atividade antes de iniciar a outra.

• Déficit na comunicação – atraso de linguagem: mesmo quando esta é presente, comunicação verbal e não verbal, a ausência do apontar para demonstrar ou pedir o que deseja se apresenta com atraso em relação à curva do desenvolvimento típico, ou seja, como a criança deveria estar de acordo com sua idade cronológica.

• Tendência a apresentar/desenvolver interesses muito restritos e a vivenciá-los sozinho(a) ou não ter a percepção quando o assunto ou foco de seu interesse não é também do outro.

• Tendência a apresentar/desenvolver movimentos motores estereotipados que, na maioria das vezes, não são compartilhados com o outro.

A prática: como estimular a criança com TEA?

• Contato visual

Incentivar que a criança olhe para você antes de lhe dar o que deseja a fim de que ela associe o olhar com um reforçador positivo de sua preferência.

➔ Uma das estratégias é colocar o objeto desejado entre os olhos ou em cima da cabeça e se abaixar na altura do olhar da criança a fim de que ela olhe para a região dos olhos. Depois, pode afastar o objeto para o lado da sua e, em seguida, movê-la para onde o objeto se encontra, a fim de buscar esse olhar.

➔ Outra estratégia é apontar para seu próprio nariz e pedir que a criança lhe olhe. Muitas vezes ela irá olhar para onde está apontando, que é o nariz, o que facilitará a busca desse olhar, por conta da proximidade com os olhos.

➔ A terceira estratégia é perguntar para a criança: "Onde está meu olho?" ou "Cadê meus olhos lindos?" para atrair seu olhar.

➔ Em todas essas estratégias, quando a criança olhar, é extremamente importante elogiá-la com frases como "Muito bem, você me olhou! Agora vai ganhar o(a)...", ou "Que olhar lindo que você tem!", ou "Você conseguiu! Sabia que ia conseguir! Você consegue! Você é campeão(ã)!".

É importante enfatizar a importância de demonstrar entusiasmo com expressões faciais claras para a criança, mesmo que pareçam exageradamente intensas. Ainda que a criança já tenha dominado o olhar e entendido que precisa olhar para ter o que deseja, é importante não desistir desse olhar e continuar a estimulá-lo. Muitas crianças, após desenvolverem melhor a linguagem verbal, acabam diminuindo a intensidade do olhar, pois todos à sua volta tendem a não mais estimular esse olhar com a mesma intensidade. Portanto, o objetivo é que a criança peça ou pergunte verbalmente o que deseja ao mesmo tempo em que faz o contato visual.

- Linguagem e imitação

Estimular a linguagem juntamente com o olhar, estimulando também a fala dentro da comunicação social global. O grau de dificuldade pode ir aumentando gradualmente através de modelos curtos, de uma só palavra, para outros mais complexos, de frases, iniciando com duas palavras, depois três e assim por diante.

Por exemplo: uma vez que a criança já fala "Dá", podemos incentivar que ela fale "Me dá", e depois apresentarmos o modelo para que a criança verbalize o nome do objeto que ela deseja, como "Me dá a bola". Assim, quando a criança já tem o domínio de frase, mesmo que curta, devemos sempre incentivar que ela use além de apenas uma palavra como forma de comunicação, ou seja, caso ela peça algo fornecendo apenas a palavra do objeto que deseja, nomeando-o sem verbalizar a ação desejada, por exemplo, se ela diz "Bola" em vez de "Dá a bola", é importante dizer à criança "O que tem a bola?". Se a criança espontaneamente reformular o pedido como uma pergunta ou um novo pedido, ótimo, mas se não, devemos fornecer o modelo para ajudá-la, a fim de que ela copie e peça o que deseja, como "Me dá a bola".

Importante: essa estratégia é usada se a criança já estiver desenvolvido alguma linguagem verbal. Se ela não tiver ainda iniciado a fala, a nomeação do objeto é considerada uma conquista e, nesse caso, devemos fornecer o modelo sem impor a necessidade de repetição como condição para que a criança tenha o que está pedindo. Mas ainda assim mostramos como deve ser o pedido para ela ir absorvendo aos poucos a fim de que possa reproduzir num futuro próximo.

➔ Estimular a flexibilidade da linguagem: depois que a criança dominar um tipo de frase, como "Me dá a bola", podemos estimular outra maneira para pedir a mesma coisa, como "Eu quero a bola".

A imitação é de extrema importância no processo de aprendizagem e deve ser utilizada sempre como estratégia de intervenção (Ingersoll; Lewis; Kroman, 2007). Sabemos que crianças com TEA são significativamente mais comprometidas nas habilidades globais de imitação, na imitação orofacial e na de ações com objetos, do que crianças de outros grupos (ROGERS *et al.*, 2003). Além disso, há evidência de forte correlação entre habilidades de imitação e sintomas autistas e atenção compartilhada (ROGERS *et al.*, 2003).

➔ Estratégia importante: mostrar para a criança o objeto e esperar que ela processe e possa imitar durante a sessão atual ou na próxima. Podemos também incentivar a verbalização do objeto dizendo: "Pede: 'Dá o/a... (nomear o objeto)'". Assim, você dá o exemplo/modelo para a criança e incentiva que ela repita da mesma forma (quando a palavra ou frase não vier espontaneamente).

➔ Utilizar-se também da linguagem gestual do pedido com a mãozinha abrindo e fechando. Assim, o pedido "Dá" vem junto com o gesto de referência. A maioria das crianças tem mais facilidade de se comunicar quando tem também o estímulo visual, além do auditivo. Assim, o pedido "Dá" pode não ser o suficiente para a criança repetir o modelo e, dessa forma, pode ser enriquecido com o gesto para que a criança o imite também.

• Antecipação

Antecipar tudo que for acontecer a fim de diminuir a ansiedade da criança, principalmente quaisquer mudanças na rotina, que tendem por si só a aumentar muito a ansiedade. Exemplo: "Filho(a), agora iremos descer para o parquinho para brincar com o amigo 'tal'".

➔ Estratégia: quando uma atividade for terminando, sinalizar para a criança através de associações concretas a fim de fornecer uma melhor noção de tempo, o qual é difícil de ser compreendido por ser um conceito abstrato. Assim, sendo algo prazeroso ou não para ela, verbalizar: "Filho(a), nós vamos fazer esse último quebra-cabeça e depois vamos guardar para você ir tomar banho", ou "Depois que acabar esse desenho, eu vou desligar a televisão", ou "Só mais esta colherada de comida e depois acabou".

• Consistência

Explicar regras claras para a criança, mantendo a consistência na sua implementação. A imposição de limites é importante para que ela aprenda a lidar com a frustração, algo que aparecerá com frequência em sua vida. Quanto melhor conseguir vivenciar as frustrações, mais fácil será enfrentar as adversidades da vida. A criança pede limites, pois lhe dão segurança e a ajudam a crescer.

- Narrativa

Narrar tudo que estiver fazendo para e com a criança.

Exemplo: "Agora estou colocando arroz no seu prato, filho(a), olha como é branquinho!"; "Agora vou colocar..." (dá uma pausa e mostra o feijão, por exemplo, para ver se a criança completa, podendo virar uma brincadeira).

- Criatividade

Usar a criatividade: tudo pode virar uma brincadeira e oportunidade de estimulação! Devemos manter o entusiasmo na fala, usando a entonação da voz, às vezes, sussurrando, em outros momentos, falando mais alto, e criando suspense para ajudar a atrair a atenção da criança sempre.

➔ Estratégia: verbalizar "É 1, é 2, é 3 e (pausa)... JJJJJJ... JÁ!!!" provoca muito esse suspense e essa expectativa na criança em relação ao que irá acontecer. É essencial aproveitar esse momento para cativar sua atenção e seu interesse através do contato visual, manter a diversão e ver o potencial que a criança tem. Esse potencial existe e cabe a todos à sua volta vê-lo e estimulá-lo para ajudar a criança, que tem sempre algo de especial, a ser o(a) melhor que ele(a) pode ser.

Adolescentes e adultos

Para se alcançar uma vida adulta com maior autonomia possível, é essencial que o jovem com TEA tenha acesso a um treinamento de habilidades sociais (BELLINI; PETERS, 2008), e o ideal é iniciá-lo na infância.

Os adolescentes e adultos com TEA geralmente apresentam ingenuidade além do que é esperado para a sua idade. Também é comum identificarmos em adultos com nível 1, considerados de alto funcionamento, um quadro de esquiva e inabilidade social, assim como dificuldade em finalizar projetos, especialmente aqueles de longo prazo. Mesmo tendo desejo em adquirir autonomia e independência financeira, possuem especial dificuldade em dar continuidade em processos mais demorados. Estar em grupos e/ou compreender regras sociais é um dos fatores mais desafiadores e que contribui para a não finalização de um curso, seja técnico ou universitário, ou para a dificuldade em iniciar o processo de inserção no mercado de trabalho.

Há também, nos indivíduos com TEA, o comprometimento evidente da Teoria da Mente — capacidade de compreender e atribuir estados mentais, como crenças, emoções e intenções, a si mesmo e aos outros, entendendo que outros possuem diferentes perspectivas e, através dessa compreensão, conseguir prever comportamentos de outras pessoas que podem, na maioria das vezes, ser diferentes dos seus (CHEVALLIER *et al.*, 2012).

Ao longo da avaliação e do tratamento nas sessões com adolescentes e adultos, devemos utilizar escuta ativa, acolhimento e intervenções psicoterapêuticas comportamentais e cognitivo-comportamentais, juntamente com técnicas de treinamento de habilidades sociais, que visam fornecer meios de desenvolvimento e autoconhecimento para que o paciente aprenda a reconhecer e a gerenciar suas emoções.

Devemos ajudar o jovem com TEA a se fortalecer em seus posicionamentos diante de conflitos individuais e perante seus pares, sendo que grupo é o seu maior desafio. A apresentação de estereotipias, por exemplo, pode contribuir para a dificuldade de inserção social em grupos de jovens neurotípicos. Assim, além da necessidade de mediação social, o indivíduo, com frequência, necessita de mediação também no processamento de conceitos e ideias, no âmbito acadêmico, assim como no gerenciamento dos seus sentimentos, no campo emocional.

Principais abordagens baseadas em evidências científicas

Applied Behavior Analysis (ABA) – Análise Aplicada do Comportamento

A Análise Aplicada do Comportamento (ABA) é baseada na ciência da aprendizagem e do comportamento, que tem ênfase em avaliar como um comportamento funciona, como ele se manifesta e como ele é influenciado pelo ambiente à sua volta (VISMARA; ROGERS, 2010). Mais especificamente, ABA é uma abordagem científica com metodologia de alta eficácia para ensinar habilidades básicas de comunicação, jogos, esportes, interação social, autocuidado, como tomar banho e usar o banheiro, e de vida diária; ele possui procedimentos baseados nos princípios do comportamento, aplicados para identificar variáveis ambientais que influenciam comportamentos socialmente significativos para terapeutas desenvolverem intervenções práticas e individualizadas (YU, 2017).

Outras áreas do desenvolvimento que podem ser trabalhadas utilizando ABA: habilidades motoras (ampla e fina); o brincar, incluindo habilidades de faz de conta, por exemplo; habilidades para a aprendizagem no geral e para a vida escolar/acadêmica.

Na prática, a terapia em ABA tem o objetivo de aumentar os comportamentos adequados e benéficos e de diminuir os comportamentos que são inadequados, ou seja, que são prejudiciais para o bom desenvolvimento do indivíduo. A ABA envolve muitas estratégias para melhor compreender e modificar o comportamento e para ensinar habilidades que serão úteis na vida diária e que devem ser adaptadas para as necessidades específicas de cada um. A terapia ABA pode ser feita em casa, no consultório e, por vezes, em escolas, apesar de ser mais comum no setting terapêutico e domiciliar, sendo mais usadas no ambiente escolar fora do Brasil. A terapia ABA pode ser aplicada tanto em sessões individuais quanto em grupo (*Parent's Guide to Applied Behavior Analysis for Autism*).

Uma das principais técnicas da ABA é o reforço positivo, usado para motivar a mudança de comportamento a partir de algo que o indivíduo valoriza e/ou deseja. O reforço positivo não necessita ser alimentos ou objetos, podendo ser o direito de escolher a brincadeira de sua preferência, a vez na brincadeira ou no jogo, o livro que mais gosta, um elogio, uma cosquinha ou massagem, por exemplo.

A terapeuta deve primeiramente identificar um comportamento-alvo a ser conquistado (exemplo: fazer contato visual). Toda vez que a criança/adolescente/adulto realiza com sucesso o comportamento almejado, recebe o reforçador, o qual deve ser algo importante para o indivíduo. Com o passar do tempo, o esperado é que o indivíduo automatize o comportamento desejado. Espera-se no programa de terapia ABA que o comportamento a ser aprendido ou modificado ajude o indivíduo a ter mais autonomia tanto a curto quanto a longo prazo.

Hoje, existem inúmeros tipos de intervenções baseadas em ABA que possuem fatores centrais em comum, sendo uma delas o Modelo Denver de Intervenção precoce (ESDM), que será abordado a seguir (YU, 2020).

***Early Start Denver Model* (ESDM) – Modelo Denver de Intervenção Precoce**

O Modelo Denver de Intervenção Precoce (ESDM) é uma abordagem comportamental naturalista de terapia com ênfase em crianças pequenas (de 12 a 48 meses) dentro do espectro autista. É uma intervenção baseada em métodos da terapia ABA (YU, 2020). De acordo com um estudo de meta-análise que avaliou 12 estudos, o ESDM apresenta promessa na evolução em algumas áreas afetadas precocemente pelo TEA, especialmente na linguagem e cognição (FULLER *et al.*, 2020).

O ESDM permite que a criança lidere a brincadeira, trazendo sua motivação para estabelecer relações positivas e divertidas. Através de atividades do dia a dia e de brincadeiras compartilhadas, as habilidades de comunicação, sociais e cognitivas são estimuladas e aprendidas naturalmente dentro da interação com o outro (ROGERS; DAWSON, 2010).

O programa do ESDM, assim como supracitado na terapia ABA, pode ser implementado e/ou realizado em diversos ambientes como em casa, no consultório e em escolas, tanto em sessões individuais quanto em grupo. O ESDM pode ser aplicado com crianças que apresentam diversos estilos e diferentes graus de aprendizado e de habilidades. Assim, seja do nível 1, 2, ou 3 de comprometimento, a criança pode se beneficiar igualmente do ESDM (AMERICAN PSYCHIATRIC ASSOCIATION, 2013).

O envolvimento dos pais no processo terapêutico da criança é uma peça-chave no programa do ESDM. Com isso, pais podem e devem aprender as estratégias a serem aplicadas a fim de que o ESDM seja naturalmente introduzido e aplicado no dia a dia das crianças no ambiente familiar (ROGERS; VISMARA; DAWSON, 2021).

Considerações finais

O TEA engloba uma amplitude de características e peculiaridades. O tratamento psicológico/psicoterapêutico precisa levar em consideração sempre as motivações, dificuldades e potencialidades do indivíduo com TEA.

Na intervenção com a criança com TEA, a orientação paralela com todos que fazem parte de seu convívio diário, principalmente com família e escola, é essencial para promover a igualdade de conduta e estratégias. Assim, o treinamento parental é importante na intervenção precoce no tratamento do indivíduo com TEA (MALUCELLI, 2021) considerando que é de extrema importância que a estimulação adequada seja realizada em todos os ambientes para que a criança aumente seu repertório de comportamentos adequados e funcionais. É a partir das oportunidades que são fornecidas a ela que seu potencial cognitivo pode ser maximamente acessado a favor de seu crescimento e desenvolvimento.

Já na intervenção com o adolescente ou o adulto, o treinamento de habilidades de vida diária assim como de habilidades sociais é indispensável para auxiliar na aquisição das ferramentas necessárias a fim de permitir a busca de uma vida mais autônoma possível e manter relações sociais de sucesso. O principal objetivo é ajudar o indivíduo a se desenvolver da melhor forma possível em sociedade, ensinando-o a fazer a leitura social dos acontecimentos à sua volta.

Algumas bases da intervenção psicológica no tratamento do indivíduo com TEA incluem: olhar integrado para tudo que ele é; suas motivações; ênfase no vínculo e afeto na relação terapeuta-paciente; orientação parental; e identificação do potencial existente. Vale também ressaltar a importância de estimular o contato visual, a linguagem e a imitação, de narrar e antecipar os acontecimentos, de manter a consistência, e de usar a criatividade sempre. As intervenções baseadas em evidência científica incluem o ESDM, que utiliza técnicas da ABA, cuja abordagem é considerada de alta eficácia (YU, 2017).

Referências

APA - AMERICAN PSYCHIATRIC ASSOCIATION. **Diagnostic and Statistical Manual of Mental Disorders**, 5th edition (DSM-5). Washington, DC: American Psychiatric Publishing, 2013.

Autism Speaks. Parent's Guide to Applied Behavior Analysis for Autism Disponível em: https://www.autismspeaks.org/sites/default/files/2018-08/Applied%20Behavior%20Analysis%20Guide.pdf. Acesso em: 13 nov. 2023.

BELLINI, S; PETERS, J. K. Social skills training for youth with autism spectrum disorders. **Child Adolesc Psychiatr Clin N Am**, n. 17, v. 4, out. 2008. Disponível em: https://pubmed.ncbi.nlm.nih.gov/18775374/. Acesso em: 13 nov. 2023.

BERKE, J. D. What does dopamine mean? **Nat Neurosci**, n. 21, v. 6, jun. 2018. Disponível em: https://pubmed.ncbi.nlm.nih.gov/29760524/. Acesso em: 13 nov. 2023.

BONNET-BRILHAULT, F. Autism: An early neurodevelopmental disorder. **Arch Pediatr**, n. 24, v. 4, abr. 2017. Disponível em: https://pubmed.ncbi.nlm.nih.gov/28256376/. Acesso em: 13 nov. 2023.

CHEVALLIER, C, *et al.* The social motivation theory of autism. **Trends Cogn Sci**, n. 16, v. 4, abr. 2012. Disponível em: https://www.ncbi.nlm.nih.gov/pmc/articles/PMC3329932/. Acesso em: 13 nov. 2023.

COOK, D. A., ARTINO, A. R. Jr. Motivation to learn: an overview of contemporary theories. **Med Educ**, n. 50, v. 10, out. 2016. Disponível em: https://pubmed.ncbi.nlm.nih.gov/27628718/. Acesso em: 13 nov. 2023.

FULLER, E. A. *et al.* The Effects of the Early Start Denver Model for Children with Autism Spectrum Disorder: A Meta-Analysis. **Brain Sci**. n. 10, v. 6, Jun 2020. Disponível em: https://pubmed.ncbi.nlm.nih.gov/32545615/. Acesso em: 13 nov. 2023.

INGERSOLL, B.; LEWIS, E.; KROMAN, E. Teaching the imitation and spontaneous use of descriptive gestures to young children with autism using a naturalistic behavioral intervention. **Journal of Autism and Developmental Disorders**, n. *37*, v. 8. Disponível em: https://pubmed.ncbi.nlm.nih.gov/17033930/. Acesso em: 13 nov. 2023.

INGERSOLL, B.; DVORTCSAK, A. **Teaching Social Communication to Children with Autism & Other Developmental Delays** – The Project ImPACT Guide to Coaching Parents. NY: Guilford Press, 2019.

ISMAIL, F.Y.; FATEMI, A; JOHNSTON, M. V. Cerebral plasticity: Windows of opportunity in the developing brain. **Eur J Paediatr Neurol**. n. 21, v. 1, Jan 2017. Disponível em: https://pubmed.ncbi.nlm.nih.gov/27567276/. Acesso em: 13 nov. 2023.

MAENNER, Matthew J. *et al.* Prevalence and characteristics of autism spectrum disorder among children aged 8 years—autism and developmental disabilities monitoring network, 11 sites, United States, 2018. **MMWR Surveillance Summaries**, v. 70, n. 11, p. 1, 2021.

MALUCELLI, E. R. S.; ANTONIUK, S. A.; CARVALHO, N. O. The effectiveness of early parental coaching in the autism spectrum disorder. **Jornal de Pediatria**, Rio de janeiro, n. 97, v. 4, jul./ago. 2021. Disponível em: https://pubmed.ncbi.nlm.nih.gov/33069667/. Acesso em: 13 nov. 2023.

MOTTRON, L. *et al.* Veridical mapping in the development of exceptional autistic abilities. **Neurosci Biobehav Rev**, n. 37, v. 2, fev. 2013. Disponível em: https://pubmed.ncbi.nlm.nih.gov/23219745/. Acesso em: 13 nov. 2023.

ROGERS, S. J.; DAWSON, G. **The Early Start Denver Model for Young Children with Autism**: Promoting language, learning, and engagement. NY: Guilford, 2010.

ROGERS, S. J. *et al.*. Imitation performance in toddlers with autism and those with other developmental disorders. **J Child Psychol Psychiatry**, v. 44, n. 5, jul. 2003. Disponível em: https://pubmed.ncbi.nlm.nih.gov/12831120/. Acesso em: 13 nov. 2023.

ROGERS, S. J.; VISMARA, L. A., DAWSON, G. **Coaching parents of young children with autism**: Promoting connection, communication, and learning. NY: Guilford Press, 2021.

ROLLS, E. T. Limbic systems for emotion and for memory, but no single limbic system. **Cortex**, v. 62, jan. 2015. Disponível em: https://pubmed.ncbi.nlm.nih.gov/24439664/. Acesso em: 13 nov. 2023.

United Nations. UN calls for recognizing the rights of people with autism to make their own decisions. Autism Event, 2017. https://www.un.org/development/desa/en/news/social/autism-day-2017.html

VISMARA, L. A; ROGERS, S. J. Behavioral treatments in autism spectrum disorder: what do we know? **Annu Rev Clin Psychol**, n. 6, 2010. Disponível em: https://pubmed.ncbi.nlm.nih.gov/20192785/. Acesso em: 13 nov. 2023.

YU, Q, *et al*. Efficacy of Interventions Based on Applied Behavior Analysis for Autism Spectrum Disorder: A Meta-Analysis. **Psychiatry Investig**, n. 17, v. 5, maio 2020. Disponível em: https://www.ncbi.nlm.nih.gov/pmc/articles/PMC7265021/. Acesso em: 13 nov. 2023.

ZEIDAN, J. *et al*. Global prevalence of autism: a systematic review update. **Autism Res**, n. 15, v. 5, maio 2022. Disponível em: https://pubmed.ncbi.nlm.nih.gov/35238171/. Acesso em: 13 nov. 2023.

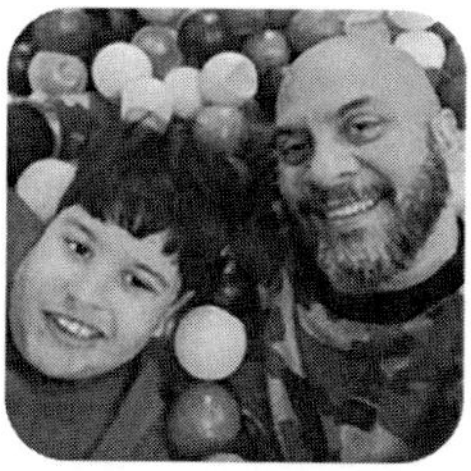

Conhecendo o autismo na minha vida
Autor: Valter Santos

Pai de autista, graduado marketing, empresário, produtor cultural, ativista.

"Oi, família! Tudo bem? Sou o AUTISMO. Cheguei! E aí? Estão preparados para uma nova vida? Agora faço parte da sua vida e está tudo bem! Vocês não me conhecem, mas em breve vão ver que não sou de todo ruim, mas também não sou fácil de lidar. Sou direto, reto, sem metáforas, às vezes me isolo, mesmo estando cercado de gente, gosto de certas coisas que pode ser que poucas pessoas gostem e, quando gosto, não tenho foco para outras coisas. Vocês vão me conhecer no dia a dia."

Não foi bem assim que fui apresentado ao AUTISMO. Eu, Valter Santos, aos 38 anos, fui agraciado com a paternidade de um menino lindo, o qual, depois de inúmeras buscas e consultas médicas, breve iria descobrir que era autista.

AUTISMO? Mundo azul? PCD? O que seria isso? Bummm! Um novo conceito de vida.

Não sabia até então o que era isso, a gente escuta falar, mas como não vivemos, isso passa como algo irrelevante. Então surgiu uma nova vida, o filhote nasceu, esperanças foram criadas, sonhos planejados, até que Pedro Lucas começou a demonstrar uma diferença em seu crescimento.

Pedro nasceu de parto cesárea, e, apesar de ser considerado prematuro, tudo ocorreu muito bem. Ele se desenvolveu normalmente, dentro do esperado, conforme o descrito no marco de desenvolvimento da caderneta de vacinação de todas as crianças. Pedro era uma criança alegre, já falava algumas palavras, pedia algumas coisas, principalmente "papá" e "água", comia de tudo, adorava cantar e bater palminhas. Quando ele tinha 01 ano e 05 meses, algo começou a mudar em seu comportamento, tínhamos a impressão de que o Pedro dormiu uma criança e acordou outra totalmente diferente. É como se todo aquele desenvolvimento que estava "normal", dentro do esperado, tivesse sido jogado fora pela janela. Parecia que Pedro tinha desaprendido tudo, já não atendia mais quando chamávamos pelo seu nome, não batia mais palminhas, não pedia mais água ou comida e parou de aceitar a alimentação, ficou restrito somente a papinha de legumes com carne, e só comia a do potinho de vidro de uma marca muito conhecida no mercado, depois que começou aceitar papinha caseira, mas não podia ter nem um pedacinho, pois se tivesse ele vomitava, tudo tinha que ser passado na peneira.

Eis que entramos em um sistema de vida totalmente diferente e escuro, demorou para entender as coisas.

Leva num pediatra: "Tudo 'normal'".

Leva noutro pediatra: "Temos que encaminhar Pedro para um neurologista".

Leva num neurologista: "Pedro é AUTISTA, você não está vendo? Está bem nítido, mas não posso dar laudo. Dá Risperidona para ele." — Ressalva: Pedro, até hoje, não tomou esse remédio.

Leva noutro neurologista: "Pedro não tem nada, ele é 'normal', isso é um atraso aceitável na evolução dele."

E aquela sensação de dúvida diante do desconhecimento do caso e de explosão: "Aaaaaaaaah! O que fazerrrr?".

O pediatra que já acompanhava Pedro, um médico com excelentes recomendações, falou: "Isso é assim mesmo, meninos desenvolvem mais devagar que meninas, meu filho foi igualzinho". Fabiane, a mãe de Pedro, questionava, não pelo fato do desenvolvimento estar lento, mas pelo fato de que tudo aquilo ele já fazia tinha sido desaprendido. Então o médico nos encaminhou para um otorrino a fim de ver se havia algum problema de audição, mas Pedro escuta e sempre escutou perfeitamente bem, sempre foi atento a qualquer barulhinho — se caísse uma agulha no chão, ele olhava; se passasse um comercial na televisão, ele ia acelerado pra ver e ria bastante —, só não atendia quando era chamado pelo nome.

Fabiane começou a pesquisar mais sobre o caso, procurou médicos e marcamos uma consulta com a primeira neuropediatra. Era uma médica extremamente fria, que foi logo perguntando: "O que vocês vieram fazer aqui?". Como Fabiane sempre pesquisou sobre caso, durante as consultas, eu deixava que ela tomasse a frente. Fabiane explicou tudo o que estava acontecendo, disse que já tinha ido numa consulta com um otorrino e que não tinha nada de errado com a audição do Pedro. A médica simplesmente falou: "Você não está vendo que seu filho é autista?" (POWWWW! Na lata!). Mas a nossa questão era: "O QUE É AUTISMO?".

Ela simplesmente olhou para nós e falou: "A de vocês, de hoje em diante, acabou. Autismo não tem cura, vocês não vão mais dormir, seu filho não vai dormir (Pedro sempre dormiu muito bem); vocês precisarão de alguém para revezar com vocês no cuidado com o seu filho, já que ele estará se colocando em risco o tempo todo, pois autista não tem noção do perigo; se você colocar o Pedro em cima daquela maca, ele vai agarrar seu pescoço, pois ele tem medo de cair (Pedro sempre foi muito esperto, inteligente e muito calculista, ele não se colocava em risco, quando queria algo que estava no alto, ele nos levava ao que queria para que a gente pegasse para ele); seu filho não é verbal e não vai falar (Rebati ela novamente, pois ele fala, com mais dificuldade, mas fala, tanto que ele já estava começando a falar algumas palavras, mas regrediu)".

O mais contraditório é que ela estava dando parâmetros de um autista, já correlacionando com Pedro, estava descrevendo o Pedro de uma maneira totalmente oposta a que ele era. Fiquei tonteado, mas tinha que manter me firme e forte, até porque também vi o desespero da Fabiane e, como ela é a mãe, acredito que sinta muito mais. Minha ficha, na real, só caiu tempos depois, quando fui conhecendo o que era o tal AUTISMO.

Não satisfeita com o relato da médica, Fabiane pegou a mochila do Pedro e, apontando para o desenho que estampava a mochila, perguntou: "Filho, o que é isso aqui?", e Pedro prontamente respondeu: "Caco." (Era o desenho de um macaquinho); "E isso aqui, Pedro, o que é?", ele respondeu: "Nana." (Era o desenho de uma banana). E, com lágrimas escorrendo pelo rosto, Fabiane falou: "Está vendo, doutora, como ele fala?". A médica respondeu: "Isso não é vocabulário para uma criança de 01 ano e 08 meses". Então ela nos deu um receituário indicando Risperidona para ele, ainda falou que era para eu levar para escola, por escrito, o nome do Pedro e logo abaixo a frase "Criança com autismo, favor dar mais atenção!".

Para finalizar a primeira consulta do Pedro, Fabiane perguntou se o remédio curava o AUTISMO, e a médica, com sua "delicadeza", respondeu: "Acho que você não entendeu, Autismo não tem cura, pega seu filho e leva para casa, pensa bem se vai ser capaz de cuidar dele, se não for, há clínicas especializadas".

Não era possível aceitar uma atitude dessa, procuramos outro neurologista, e esse foi mais sensato. Escutamos o que queríamos ouvir: "Relaxa, seu filho não tem nada, meninos demoram mais a se desenvolver do que meninas, o único problema que vejo é que vocês estão trabalhando demais e ficando pouco tempo com ele". Nenhum pai ou mãe quer escutar que seu filho é autista, e, apesar da opinião desse médico ser um pouco melhor, era nítido que esse não era também um relato certo, pois tinha algo diferente com Pedro.

Começamos a fazer algumas terapias para ver como seria a aceitação e a evolução do Pedro, descobrimos que seu cognitivo intelectual não tinha sido abalado, então ele tinha facilidade para aprender. Tanto que, ao entrar na creche, com 2 anos, ainda sem diagnóstico, já conhecia números e cores, pois nessa época era atendido por profissionais de musicoterapia, fonoaudiologia e psicologia.

Para não ficar na dúvida, partimos para uma terceira consulta com outro neuropediatra, na qual tivemos o seguinte diagnóstico: "Seu filho não tem nada de autismo, o problema é que ele, como filho único, está sendo muito mimado, deem um irmão para ele ou arruma um cachorro que tudo melhora".

Até aquele momento, as informações eram as seguintes: "Dê Risperidona e acabou a vida"; "Trabalhe menos e tudo vai dar certo"; "Dê um irmão ou cachorro" (Só não entendi essa comparação, mas, beleza, vida que segue!).

No fundo, sabíamos que tinha algo diferente acontecendo com o Pedro, então marcamos a quarta consulta, com outro neuropediatra. Eu tinha que me manter mais centrado, porque ainda não sabia como seria nossa vida; Fabiane saia do consultório cada vez mais confusa e com sentimento de culpa. Até que, numa de suas pesquisas no "sabe tudo" Mr. Google, ela soube de um congresso que aconteceria no dia 02 de abril — mês em que se comemora o Dia Internacional do Autismo —, em Ribeirão Preto, no qual estaria o Dr. Carlos Gadia, um médico brasileiro que atua na Flórida e é especialista em Autismo. Ele seria o âncora desse evento, como palestrante, e fomos sorteados para que Pedro fosse uma das crianças a ser analisada por ele. Fomos para São Paulo com a ajuda do meu tio Pedro Paulo, embarcando para a primeira viagem do Pedro, e para a sua quinta consulta a fim de saber se realmente ele era ou não AUTISTA.

Chegamos em Ribeirão Preto e fomos para o evento "TEAbraço", no qual fomos super bem recebidos, tudo era bem pensado e ali vimos que realmente estávamos em um ambiente diferenciado, pensado e adaptado para situações diferentes e totalmente desconhecidas.

Com um atendimento extremamente humanizado, o Dr. Carlos Gadia mostrou, com conhecimento de causa, todas as questões do Pedro e do AUTISMO, até mesmo questões físicas na formatura da cabeça do Pedro, a falta de firmeza nos braços e pernas, dentre outras coisas, e revelou que ele realmente estava dentro do espectro autista. E então fechou o diagnóstico: "Pedro Lucas Badaró é autista de auto funcionamento".

Saímos com a certeza de que Pedro era autista. Diferente do que aconteceu na primeira consulta, fomos realmente abraçados e instruídos, muito diferente da experiência do primeiro diagnóstico. Outro fator importante foi que o médico não receitou Risperidona, mas afirmou que, para o Pedro, o tratamento terapêutico com uma equipe multidisciplinar seria o melhor.

Enfim, conseguimos fechar o diagnóstico quando Pedro Lucas já estava com 03 anos e 01 mês. Passamos por 09 neuropediatras, tivemos diversos diagnósticos absurdos e recebemos várias receitas de medicações que nunca demos para o Pedro. Somente no décimo pediatra conseguimos o laudo por escrito contendo o CID específico do AUTISMO do Pedro, para que depois disso pudéssemos recorrer a terapias públicas e garantir seus direitos. Era o início de outra luta.

Além da dificuldade com o diagnóstico e o tratamento, nossa questão era: "O que fazer agora? Como fazer algo que mudaria nossa rotina de vida? Como nos adaptar a essa rotina com as particularidades do Pedro? Como viver em uma sociedade que não está preparada para esse tipo de comportamento diferente? Quais seriam as dificuldades e o que fazer para driblar tudo isso? Como conciliar trabalho e terapia? De onde viriam os recursos?". A cabeça deu um nó? Isso foi só um resumo das nossas dúvidas para não deixar esse capítulo muito pesado com tantos questionamentos, mas por último: "Quem nos ensinaria ou cuidaria de nós, pais, visto que tudo mudaria em nossa mente e comportamento?".

Algumas pessoas falavam: "Seu filho é autista? Que lindo! Ele é muito inteligente, né, todo autista é inteligente!", mas não conseguia ver nada de lindo na situação. Com isso tudo, eu fui vendo que há pessoas na sociedade que não conhecem nada do que está a sua volta, a não ser que vivam aquela realidade. Então, foi surgindo a ideia de montar um projeto que pudesse ajudar no tratamento do meu filho e trazer conhecimento e informação para a sociedade. Criei o projeto "KEPHAS", que significa PEDRA em aramaico, para homenagear meu filho, mas falaremos sobre isso em outra oportunidade.

Na época morávamos todos juntos em Nilópolis, na Baixada Fluminense, no RJ. Visto que o acesso a informações sobre o autismo era difícil, na Baixada era mais ainda. Não adianta negar, as informações, o conhecimento e o acesso sobre o que tem que ser feito realmente demora chegar em quem precisa.

E, vocês leitores, podem perguntar: "Hoje tudo é mais fácil?". Não! Está melhor? Sim, mas não é mais fácil.

Como nossa amiga Raquel Abiah, uma das autoras desse livro, fala: "Autismo LEVE? É leve para quem?".

Hoje, temos um filho que fala do jeito dele, escreve do jeito dele, se comporta do jeito dele, é super inteligente, esperto, carinhoso, amoroso, levado, como qualquer criança da sua idade, é uma criança fácil de se lidar, com suas características autistas, é o maior amor de toda a nossa vida e se tornou especialista em nos ensinar a viver.

Por isso, mesmo que seja cansativo, difícil e não haja informações, quanto mais cedo verificar algo de diferente na criança, procurar uma análise e ver o que pode ser, melhor, pois existe uma super vantagem para quem busca e consegue um diagnóstico cedo.

Nossa luta continua, agora, conhecendo mais sobre o autismo, temos a responsabilidade de alertar e de levar conteúdo, não só para a família de pessoas especiais, mas para toda a sociedade, que precisa saber que o autismo é algo real, que precisamos mudar nossa maneira de ver as pessoas e desenvolver um caráter inclusivo.

Espero que os próximos capítulos apresentem informações suficientes para que, daqui em diante, tenhamos conceitos diferentes do que é o AUTISMO e sobre a importância das atividades terapêuticas para melhorar a vida do autista.

entre cores
Relatos e intervenções no
AUTISMO

CAPÍTULO 3

COMUNICANDO SOBRE O TRANSTORNO DO ESPECTRO AUTISTA (TEA)

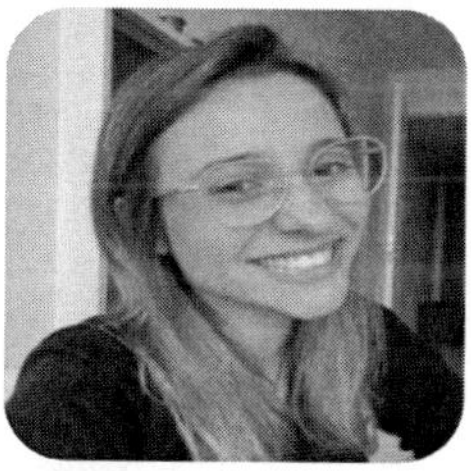

Linguagem e comunicação no Transtorno do Espectro Autista (TEA)
Autora: Alessandra Aragão
Especialidade: Fonoaudióloga

Graduada em Fonoaudiologia pela Universidade Federal do Rio de Janeiro e Mestranda no Programa de Saúde Materno Infantil do Instituto de Puericultura e Pediatria Martagão Gesteira - IPPMG. Atualmente em formação pela Universidade Federal de São Carlos através do programa de Pós-Graduação em Análise do Comportamento Aplicada ao Autismo, Atrasos no Desenvolvimento Intelectual e de Linguagem.

Há um direcionamento cada vez mais consistente de que o Transtorno do Espectro do Autismo (TEA) possui características heterogêneas, não apenas em perfil clínico, mas também sobre a provável etiologia do transtorno. Nesse caso, o traço diverso é particularmente marcado ao que se refere como linguagem e comunicação, e indivíduos com o mesmo diagnóstico podem demonstrar perfis diferentes (PIERCE *et al.*, 2018).

A definição de autismo inclui déficits qualitativos na interação social e na comunicação, assim como padrões de comportamentos repetitivos e estereotipados, através de manifestações comportamentais. Além disso, são indivíduos que demonstram um repertório restrito de interesses e atividades. A identificação do transtorno e o diagnóstico são baseados na maneira como esse indivíduo se comporta e no seu histórico de desenvolvimento. A partir daí, a nova classificação do TEA trouxe mudanças importantes, ampliando os critérios diagnósticos, focando na observação da comunicação e da interação social da criança. Com essa mudança, foi possível facilitar a compreensão dos sintomas do autismo pelo lado familiar e profissional e recomenda-se a busca de um diagnóstico precoce para que melhores intervenções sejam executadas (DSM-V, 2014).

Como citado anteriormente, existe uma diversidade de atribuições características do TEA e, em termos de linguagem e comunicação, não seria diferente. Nesse transtorno, a linguagem pode acontecer por meio verbal ou não verbal e varia de acordo com cada indivíduo. Em alguns casos, pode não ocorrer desenvolvimento da comunicação oral, enquanto em outros há presença de linguagem, mas com características específicas, como ecolalias, inversões pronominais, alterações na prosódia, uso de jargões, dentre outras diferenças. É importante destacar que os déficits de linguagem e comunicação tendem a persistir na vida adulta. No entanto, aqueles que desenvolveram habilidades para conversar podem enfrentar dificuldades futuras na compreensão de nuances de linguagem, como piadas e sarcasmo, bem como na interpretação de expressões faciais e linguagem corporal (GADIA *et al.*, 2004).

A partir dessas características, para entendermos melhor o processo de aquisição de linguagem e comunicação no TEA, é importante resgatar os conceitos de língua, linguagem, fala e comunicação.

Começando pela definição de LÍNGUA, ela é considerada uma parte da linguagem e um conjunto de convenções utilizadas pela sociedade, sendo uma das formas de comunicação entre os indivíduos. De acordo com Saussure (2012), a língua desempenha um papel fundamental na linguagem, sendo um produto social da capacidade linguística e um conjunto de convenções utilizadas pela sociedade para possibilitar o exercício dessa capacidade.

Com isso, a língua é um sistema de signos, composto por unidades que se relacionam harmoniosamente dentro de um todo organizado. Além da língua, também se destaca a presença da fala como outro elemento do conjunto língua e linguagem. A fala é um ato individual que resulta das combinações feitas pelo falante utilizando o código da língua e será descrita mais profundamente a seguir (FIORIN, 2003).

Dando continuidade, a fala é a expressão motora da linguagem e é uma habilidade complexa. Envolve a organização de conceitos, a formulação de expressões simbólicas e a programação precisa dos músculos envolvidos no ato de falar. Para que a fala seja eficiente, é necessário um desenvolvimento cognitivo e fonológico adequado, assim como uma integridade neurológica e das estruturas faciais (GIANNECCHINI *et al.*, 2016).

A aquisição dos fonemas, os sons da fala, é um processo que envolve a percepção, organização e produção dos sons. No entanto, é importante ressaltar que falar é uma tarefa de controle motor refinado, portanto, é rápida e complexa. Os movimentos necessários para produzir os sons da fala ocorrem em questão de milissegundos e exigem precisão. Portanto, o processamento neurofisiológico da fala fluente depende da coordenação entre as habilidades motoras e as representações cognitivas.

Sendo assim, a nossa capacidade de falar é resultado dessa complexa interação entre o cérebro, os músculos e os processos cognitivos.

Já a LINGUAGEM é uma habilidade exclusivamente humana de se comunicar por meio de línguas e é definida por ideias, códigos e signos linguísticos (combinação entre conceito e imagem acústica); e, tais signos, dependem de um sistema arbitrário (significado x significante), se o **significante**, por exemplo, for a palavra "mar", como símbolo, o seu **significado** terá a associação da imagem acústica com o conceito (SAUSSURE, 2012).

A capacidade humana de linguagem é um processo mental sofisticado que nos permite captar informações do ambiente ao nosso redor usando nossos sentidos e, em seguida, processá-las em diferentes áreas do cérebro (DELIBERATO, 2017). Após receber essas informações, ocorre um complexo intercâmbio com outras funções mentais, como atenção, percepção, memória e cognição, permitindo uma ampliação dinâmica do conteúdo linguístico. Dessa forma, é por meio da percepção, integração e organização das informações recebidas do ambiente que o indivíduo organiza seu pensamento usando um sistema simbólico linguístico altamente complexo. Esse sistema linguístico depende da língua e do idioma da comunidade a qual o indivíduo pertence. Cada língua possui características próprias, como semântica, vocabulário, estrutura gramatical, formação de palavras, sons e habilidades de uso pragmático.

Já a COMUNICAÇÃO é uma habilidade essencial para os seres humanos trocarem informações de maneira eficiente e desejada com diferentes pessoas. É um processo dinâmico que envolve um emissor e um receptor, onde uma pessoa transmite uma mensagem e outra a recebe e interpreta para dar uma resposta coerente (DELIBERATO, 2017).

Com isso, a comunicação humana se destaca das outras espécies animais de três maneiras distintas. A primeira e mais crucial é a capacidade de simbolizar. Por meio de convenções sociais linguísticas, cada indivíduo compartilha sua atenção e direciona seus pensamentos para o mundo ao seu redor (MOUSINHO *et al.*, 2008). A segunda diferença reside na natureza gramatical da comunicação humana. Enquanto outras espécies de animais dependem de sons ou gestos simplificados, os seres humanos utilizam símbolos linguísticos entrelaçados em estruturas bem definidas. Por último, existe a ausência de um único sistema de comunicação uniforme em toda a espécie humana, pois ao longo da história, diferentes grupos desenvolveram sistemas comunicativos próprios, estabelecendo convenções mútuas. Esses diferentes aspectos tornam a comunicação humana uma experiência complexa, que evolui constantemente à medida que novas formas de interação verbal são criadas. A habilidade única de simbolizar, a estrutura gramatical intrínseca e a multiplicidade de sistemas de comunicação consolidam o lugar da comunicação humana como uma das mais sofisticadas do reino animal.

Portanto, no processo de desenvolvimento da comunicação típica, uma criança não passa de uma simples linguagem (conjunto de ferramentas linguísticas) para a fala (uso da linguagem em contexto), mas sim dos discursos dos outros para seu próprio discurso. Portanto, a entrada da criança no mundo da linguagem é "dialógica", o que significa que é através das trocas verbais e, dentre outras coisas, é por meio da fala dirigida a ela pelos outros que ela adquire o domínio da linguagem (RÉ, 2021).

Por isso, existem diversas habilidades fundamentais para a ocorrência da linguagem e na comunicação, mesmo que não sejam conscientes. Elas envolvem a concepção do que será dito, a busca pelas palavras adequadas e pelos sons que elas produzem, a estruturação em frases e a articulação, que engloba o planejamento, a programação e a execução dos movimentos. Todas essas habilidades ocorrem simultaneamente, mas para compreender cada parte, é interessante observar as subpartes da linguagem, que são os níveis linguísticos (MOUSINHO *et al.*, 2018).

Para começar, o nível fonético-fonológico é responsável pela articulação e junção dos sons da língua. Cada letra que pronunciamos tem uma forma específica em nossa boca, que é chamada de fonema. Cada fonema possui um som distinto, que o diferencia dos demais. Por isso, a fonologia estuda essas características particulares dos fonemas. Já o nível morfossintático aborda a estruturação das frases. A morfologia estuda a composição, a formação e a classificação das palavras. Em relação ao nível semântico-lexical, ele diz respeito ao vocabulário do indivíduo. A semântica, por exemplo, concentra-se no estudo do significado das palavras. Já o léxico é o conjunto de palavras de uma língua, pessoa ou comunidade. Portanto, o nível semântico-lexical pode ser entendido como a organização, o reconhecimento e o acesso ao vocabulário.

Por fim, temos o nível semântico-pragmático, que se baseia na interação entre os indivíduos. Este nível está relacionado ao uso social da linguagem e envolve as regras que regem a utilização da linguagem em contextos sociais.

Em resumo, a linguagem envolve uma série de habilidades necessárias para sua ocorrência. São elas: o nível fonético-fonológico, morfossintático, semântico-lexical e semântico-pragmático. Cada uma dessas habilidades desempenha um papel fundamental na forma como nos comunicamos e interagimos socialmente.

Num estudo de Tager-Flusberg *et al.*, realizado em 2016, houve uma investigação interessante a respeito do discurso funcional no TEA, com o objetivo de compreender a estrutura sequencial da aquisição da linguagem. Os pesquisadores analisaram as habilidades linguísticas e expressivas de crianças em diferentes contextos comunicativos, considerando aspectos fonético-fonológicos, semântico-lexicais, morfossintáticos e semântico-pragmáticos. Para isso, foram realizadas avaliações que incluíram amostras de linguagem natural, relatórios dos responsáveis e avaliação direta e padronizada. Além disso, foi levado em conta um quadro de desenvolvimento que identifica seis fases da aquisição da linguagem expressiva, desde a comunicação pré-verbal até a linguagem complexa. Com base nesses resultados, concluiu-se que é importante utilizar referências do desenvolvimento típico no planejamento de intervenções precoces.

A partir dessa reflexão, é importante facilitar a aquisição da linguagem em indivíduos TEA para a comunicação ter base e ser funcional, pois a linguagem exige um processo que envolve repetições de eventos reais, eventos linguísticos e eventos não linguísticos acontecendo (BLOOM, 1978). A interação entre conteúdo, forma e utilização da linguagem fazem parte dessa aquisição.

Assim, dentro do amplo espectro do autismo, é possível que a linguagem nesse indivíduo esteja preservada e, consequentemente, a comunicação se mostre efetiva. Contudo, o contrário também pode acontecer, pois outro indivíduo pode demonstrar baixa compreensão de linguagem e, consequentemente, demonstrar falha na comunicação em contextos de interação (FRITH; HAPPÉ, 1994).

A partir dessas características, existem três descrições de comunicação que indivíduos TEA podem manifestar: a primeira seria um indivíduo que não vocaliza e é constantemente interpretado através dos sinais que dá sobre suas vontades e sentimentos; a segunda seria um indivíduo que expressa palavras e sentenças e que demonstra padrão de comunicação através da ecolalia na interação. Por último, indivíduos TEA de alto funcionamento são os que demonstram vocabulário rico e muito interesse em compartilhar conhecimentos específicos sobre áreas que se identificam.

A partir das descrições acima, pensando sobre o aspecto de ausência de fala e pouca funcionalidade da linguagem, existe a possibilidade de haver comunicação funcional para os indivíduos não verbais e minimamente verbais diagnosticados com TEA? Sim, nesses casos, é comum o direcionamento das intervenções caminharem para o uso de uma ferramenta que é a Comunicação Ampliada Alternativa (CAA).

Muitas dúvidas surgem para a maioria das famílias quando se levanta a hipótese de implementar esse modelo de comunicação, e a dúvida mais comum, quando se trata desse assunto, é se a entrada da CAA atrapalha o desenvolvimento de fala. Como o fonoaudiólogo é o profissional que orienta esse modelo de comunicação, cabe a ele propagar informações a respeito de pesquisas e os benefícios do uso da CAA, pois sabe-se que esse recurso facilita a aquisição da fala se o indivíduo tiver chances de desenvolver oralidade, além de proporcionar comunicação para os indivíduos não verbais.

A ausência de fala não significa ausência de comunicação e, atrelado a isso, é possível que haja ferramentas para o indivíduo TEA se expressar. Pensando por esse lado, então como se manifesta a linguagem e a comunicação nesses indivíduos?

A partir dessa indagação, atualmente pesquisadores demonstram necessidade de reavaliar as teorias de linguagem no autismo e sugerem que a linguagem, em sua essência, não é um reflexo da cognição (SHANKEY; KIRCH; STERPONI, 2014). Essa visão antiga limita os estudos sobre comportamento verbal em crianças com TEA e, referindo-se à linguagem, não tem como defini-la como limitada, isolada e contida. Ao contrário, ela é moldada para realizar ações sociais e para estar situada dentro de trajetórias interativas. Logo, expressões e rodas de conversas não surgem apenas como produtos do processamento cognitivo de um indivíduo, mas sim de um processo interativo entre interlocutores. Com isso, acredita-se que a linguagem é mais do que um meio simbólico que é possível representar. Sendo assim, a linguagem possui um conjunto de regras que são aprendidas de forma real por experiências com objetos e eventos, formas linguísticas e interações interpessoais (BLOOM, 1975).

Estudos antigos consideravam a ecolalia como uma linguagem claramente disfuncional e não comunicativa. Prizant e seus associados apresentaram que a maioria das informações expressas por sujeitos autistas através da ecolalia demonstraram função de comunicação. Além disso, os achados levaram a entender que o efeito da repetição leva a um comportamento motor (fala) que pode ser interpretado como uma estratégia de processamento da informação por esses indivíduos, pois geralmente apresentam uma compreensão mais lenta da ideia e, consequentemente, expressam a ecolalia para se organizar (PRIZANT; DUCHAN, 1981; PRIZANT; RYDELL, 1984).

Dando continuidade às características de linguagem no TEA, por último, mas não menos importante que os demais, é importante refletir sobre a linguagem em indivíduos verbais. Nesses casos, é preciso observar a linguagem num contexto de interação social do dia a dia. A partir dessa ideia, Ochs e seus associados observaram crianças em contextos de interação, com a intenção de constatar a possibilidade dessas crianças manterem sequências conversacionais, de forma a demonstrar uma boa manutenção da atenção e sintonia com seus interlocutores. O resultado dessa observação foi que os indivíduos TEA apresentaram sucesso parcial no reconhecimento e na construção de cenários situacionais e não foram bem na compreensão de índices socioculturais que envolvessem papéis sociais, identidades e instituições (OCHS; SOLOMON, 2005, 2010; OCHS *et al.*, 2004).

Com isso, outros achados correlacionam os déficits linguísticos no TEA a uma falha no domínio pragmático da língua. Em uma pesquisa sobre a análise linguística para além da gramática das frases individuais, ou seja, a busca para examinar um discurso, o autor Baltaxe, em 1977, identificou três aspectos linguísticos deficientes no TEA: a existência de déficit na relação interlocutor-interlocutor, ou seja, dificuldade em mudar o ponto de vista no contexto do diálogo; deficiência nas regras de conduta que regem um diálogo, ou seja, dificuldade em compreender as convenções que sancionam os enunciados como socialmente apropriados e, por último, dificuldade em diferenciar informação nova com informação antiga em uma interação.

A inserção social de um indivíduo TEA é impactada frequentemente pelas dificuldades no desenvolvimento da linguagem e estas, quando alteradas, representam barreiras nas interações interpessoais (MARTINS *et al.*, 2023). Essas barreiras afetam o funcionamento diário da criança ou do adulto, além de minimizar suas oportunidades de interação social e de aquisição de novos repertórios.

Para essa linguagem social se desenvolver é importante que haja investimento em linguagem receptiva. Com isso, pesquisadores (GROW; LEBLANC, 2013) exemplificam vários estímulos relevantes no nosso meio social, como números, letras, cores, objetos e formas geométricas, dentre outros. São aprendizados usados para relacionar a nomes ditados (recepção auditiva) e a objetos/pessoas/símbolos (recepção visual) presentes no ambiente, portanto, essa habilidade é referida pela literatura como linguagem receptiva. Holmes e seus colaboradores, em 2015, chegaram a achados, por meio de pesquisas recentes, que a aquisição do vocabulário receptivo pode ser prejudicada se houver limitação no desenvolvimento de habilidades sociais, linguísticas, cognitivas e acadêmicas.

Para compreendermos melhor como a linguagem expressiva funciona, autores, como Henderson *et al.*, em 2013, exploraram o propósito da linguagem, que é transmitir significado. Eles também destacaram que uma palavra não pode ser verdadeiramente adquirida até que esteja integrada ao conhecimento semântico. Com base nessa perspectiva, o objetivo principal do estudo foi observar como a consolidação precisa do vocabulário afeta crianças com desenvolvimento típico, especificamente ao aprenderem novas palavras com acesso a informações semânticas.

A amostra do estudo contou com a participação de 97 crianças, com idades entre cinco e nove anos, sendo 33 meninos e 64 meninas. Essas crianças foram selecionadas em três escolas primárias localizadas no Reino Unido. Para ampliar nossa percepção de desempenho, os participantes foram submetidos a testes padronizados de habilidades não verbais, consciência fonêmica e vocabulário receptivo. Os resultados mostraram que as crianças do grupo que recebeu acesso à informação semântica foram capazes de identificar mais de 70% das imagens associadas às palavras, indicando um bom nível de assimilação. Por outro lado, as crianças do grupo que focou na ortografia foram capazes de reconhecer mais de 80% das palavras na forma escrita imediatamente após o aprendizado.

Esses achados sugerem que a presença de informações semânticas durante a aprendizagem de uma nova palavra é crucial para o desenvolvimento estável a longo prazo e para facilitar a recuperação das representações lexicais. A partir dessas pesquisas, a base da linguagem receptiva e expressiva são as precursoras o para desenvolvimento de fala e linguagem. Portanto, olhar, apontar, compartilhar, a atenção, o imitar são as estruturas de suporte para a aquisição de linguagem e fala no TEA.

Iniciando pela aquisição básica dos precursores de fala e linguagem, temos o contato visual. Muitas crianças autistas têm dificuldade em estabelecer contato visual, especialmente quando solicitadas a fazê-lo. No entanto, esse comportamento é de extrema importância para essas crianças, especialmente aquelas com dificuldades comportamentais graves, pois permite que elas adquiram uma série de outros ganhos. Na verdade, é um marco comportamental crucial e um pré-requisito para o desenvolvimento de muitas outras habilidades importantes (GOYS; CELSO, 2021).

Mas por que algumas crianças autistas têm dificuldade em fazer contato visual com seus pares e adultos? Na realidade, é raro que uma criança não estabeleça nenhum tipo de contato visual. Se observarmos atentamente, veremos que as crianças autistas, de fato, estabelecem algum tipo de contato visual. No entanto, esse contato pode ser breve, sutil e ocorrer com pouca frequência. Sendo assim, mesmo um mínimo de contato visual é essencial para que uma criança possa interagir funcionalmente com o ambiente, pois pode ter um valor de sobrevivência para ela.

Um comportamento específico no qual as crianças autistas costumam ter dificuldade é o contato visual quando são chamadas pelo nome. A ausência dessa resposta contrasta com a rapidez com que crianças em geral aprendem a estabelecer esse tipo de contato. Portanto, é importante entender a importância do contato visual para crianças autistas e buscar maneiras de ajudá-las a desenvolver essa habilidade fundamental.

Além da importância de manter o contato visual na interação, Bruckner *et al.*, em 2021, acharam evidências comprovando que crianças típicas, no primeiro ano de idade, usam mais gestos do que palavras. Além disso, as crianças transmitem através dos gestos na comunicação mais significado do que com o uso de palavras. O gesto também sinaliza as próximas mudanças na fala, pois quanto mais cedo as crianças apontam para objetos específicos, mais cedo eles os nomearão, sugerindo uma estreita relação positiva entre os primeiros gestos e as primeiras palavras.

Existem evidências de uma conexão forte entre o ato de apontar e a aquisição inicial de palavras. O objetivo do estudo de Wing-Chee So e seus colaboradores, em 2015, foi examinar até que ponto essa conexão é afetada pelo propósito comunicativo do gesto de apontar. Trinta e cinco crianças participaram do estudo. O uso do gesto de apontar e o vocabulário expressivo foram avaliados dos 13 aos 18 meses e os resultados demonstraram que mudanças na frequência do gesto de apontar de forma declarativa tiveram um impacto significativo nas mudanças no vocabulário das crianças dessa faixa etária, independentemente, das diferenças na educação materna.

Além do apontar, outro precursor de fala é a atenção conjunta. A fim de investigar tal habilidade, pesquisadoras observaram discrepâncias na habilidade de dividir a atenção em algumas crianças com autismo. A partir disso, o estudo objetivou analisar a divisão da atenção em crianças pequenas com autismo (que demonstraram capacidade de atenção) e as comparou com crianças com atrasos no desenvolvimento. Na pesquisa, foram analisados vídeos das crianças brincando para identificar a frequência e as formas (contato visual, gestos, afeto etc.). As crianças com TEA dividiram a atenção menos frequentemente do que as crianças com atrasos no desenvolvimento, mas, uma vez engajadas, usaram as mesmas formas que os outros. Para os pares, não houve diferenças na linguagem, mas as crianças com autismo que usaram a divisão da atenção tinham uma linguagem significativamente melhor do que as crianças com autismo que não a usaram. Um grupo de crianças pequenas com autismo conseguiram usar a divisão da atenção, mas fizeram em níveis mais baixos de frequência em comparação com crianças com atrasos no desenvolvimento. As possíveis razões para isso incluem a dificuldade em desviar a atenção pela falta de motivação social intrínseca. Por isso, a persistência dos adultos para encorajar a divisão da atenção é, geralmente, indicado como forma de estimulação para desenvolvimento de fala e linguagem (HURWITZ; WATSON, 2015).

Por último, é importante refletir sobre a imitação. Vários estudos indicaram que copiar o comportamento de adultos melhora a comunicação não verbal em crianças com autismo. Essa imitação inclui prestar atenção e se aproximar dos adultos. Por isso, o estudo de Ishizuka e Yamamoto, em 2016, levantou a hipótese de crianças com autismo conseguirem promover interação verbal através da imitação de vocalização e turno de voz. Os autores usaram um método alternado, em que as crianças com autismo foram expostas tanto à imitação contingente quanto a um grupo de controle. Na imitação contingente, os adultos imitavam imediatamente a vocalização das crianças. No grupo de controle, os adultos não imitavam, mas respondiam vocalizando imediatamente. Os resultados mostraram que, na imitação contingente, todas as crianças aumentaram a quantidade de imitações vocais e os turnos de voz em comparação com o grupo de controle. O número de vocalizações aumentou em ambas as condições para todas as crianças. Por isso, sugere-se, a critério de estimulação, que todas as crianças vivenciem interação verbal através da imitação contingente (ISHIZUKA; YAMAMOTO, 2016).

A partir da explicação sobre os precursores de fala e linguagem, de acordo com Ana Luiza Martins e seus colaboradores (2023), a linguagem receptiva no indivíduo com TEA envolve estabelecer discriminações refinadas para desenvolver repertório de fala. Esses comportamentos requerem não somente discriminar estímulos visuais e auditivos do ambiente, como também organizar as relações entre tais estímulos. Por exemplo, ao aprender a identificar o nome dos parentes, é necessário discriminar os diferentes nomes (estímulos auditivos), os diferentes parentes entre si (estímulos visuais) e relacionar o nome dos parentes com a imagem dos parentes em si (discriminação condicional auditivo-visual). Portanto, aprender a discriminar, muitas vezes, é desafiador para pessoas com TEA e exige intervenções específicas.

Esse conceito de discriminação é importante, pois, diante de uma situação nova, é possível resgatar o conhecimento sobre a mesma situação, pois o indivíduo já experienciou e armazenou a similaridade física anteriormente. Um exemplo dessa condição é quando os pais ensinam à criança que uma criatura grande, peluda, que tem quatro patas e orelhas flexíveis faz o som "au au". Em outro momento, a criança vê um cachorro grande e diz "au au". Imagina como seria se não houvesse a possibilidade de usar essa habilidade? Afortunadamente, evoluímos a ponto de, quanto mais fisicamente parecidos forem dois estímulos, maior será a compreensão sobre a relação entre eles. Imagine conquistar uma habilidade em uma situação nova que fosse apenas um pouco diferente das circunstâncias em que você originalmente a aprendeu. Você teria que reaprender a cozinhar em cada cozinha nova que entrasse ou teria que aprender a dançar a cada música nova que ouvisse (MARTIN; JOSEPH, 2022).

Por isso, quando o indivíduo com TEA se depara com dificuldade em adquirir essa habilidade previamente explicada, a metodologia da análise do comportamento aplicada se torna o caminho para aprendê-la. Essa habilidade é comumente ensinada por meio de estimulação visual, através de tarefas de escolha baseadas no modelo, também conhecidas como MTS, abreviação da expressão em inglês "matching-to-sample". Na tarefa de escolha por identidade, um estímulo-modelo é apresentado, seguido por uma resposta de observação da criança, seja dirigindo o olhar para a figura ou apontando-a com o dedo indicador. Em seguida, dois estímulos de comparação são apresentados simultaneamente, sendo um deles idêntico ao estímulo-modelo e o outro diferente. A escolha correta, indicada pelo apontar com o dedo indicador para o estímulo idêntico ao modelo, é seguida pela obtenção de um item preferido pela criança. Já a escolha do estímulo diferente é seguida apenas por um intervalo, sem a apresentação do item preferido (GOYS, 2021).

A realização da tarefa de MTS-ID (*matching-to-sample-identity*) geralmente resulta em três formas de discriminação: a discriminação simples e simultânea entre os estímulos de comparação, a discriminação simples e sucessiva entre os estímulos-modelo, e a discriminação condicional entre o estímulo-modelo e o estímulo de comparação. Após múltiplos exemplos de relações de identidade ensinadas diretamente, a criança adquire a capacidade de estabelecer novas relações com poucas tentativas, sem a necessidade de ensino direto. Isso indica o surgimento do repertório de identidade generalizada, em que a criança não apenas aprendeu a estabelecer relações de igualdade entre estímulos, mas também compreendeu o conceito de igualdade com base em estímulos visuais (GOYS, 2021).

Além disso, há a possibilidade de haver generalização de um estímulo aprendido apesar da ausência de similaridade física. Pense sobre uma pessoa ter lhe apresentado alguns itens como uma cenoura, uma calculadora, uma ervilha e um copo de leite. Em seguida, essa pessoa pede para que você identifique os itens alimentícios e, indiscutivelmente, você consegue fazer isso. Se tratando desse caso, você estaria demonstrando entender o *conceito alimento*, mesmo que, não exista semelhança física entre a cenoura, a ervilha e o leite (MARTIN; JOSEPH, 2022).

Conforme crescemos, adquirimos muitas classes de equivalência de estímulo em que todos os integrantes de uma classe ditam a mesma resposta, mas que são, por sua constituição física, muito diferentes. Na linguagem rotineira, diríamos que os membros de uma classe de equivalência de estímulo significam a mesma coisa ou compartilham um significado comum (da mesma forma quando usamos diferentes palavras para nomear um recipiente para beber, e que a palavra mamífero significa animais como vacas, baleias e morcegos, enquanto a palavra fruta significa vegetais como maçãs, peras e morangos). Sendo assim, entendemos que a classe de estímulo de um elemento comum e a classe de equivalência denominam *conceito* (MARTIN; JOSEPH, 2022).

Para ser aprendido um conceito, é importante pensar na capacidade cerebral de armazenar as informações, e essa capacidade do cérebro humano é parte integrante das funções executivas; com isso, esse será outro aspecto importante a ser abordado neste livro para entendermos a linguagem.

As funções executivas nos ajudam a controlar nossos comportamentos, pensamentos e emoções. Existem três habilidades principais que fazem parte das funções executivas: a capacidade de inibir nossos impulsos, a nossa memória de trabalho e a flexibilidade cognitiva. Essas são as principais, mas também existem outras mais complexas, como o planejamento e a tomada de decisão.

O desenvolvimento das funções executivas começa desde quando somos bebês, mas só ficam realmente firmes lá pela adolescência. Hoje em dia, os pesquisadores estão bem interessados em descobrir como ajudar as crianças a desenvolver essas habilidades, já que elas são muito importantes para aprender e ter um bom desenvolvimento de linguagem e, consequentemente, um melhor comportamento (DIAS; SEABRA, 2013).

Quando se fala do TEA, considera-se que possa existir a disfunção executiva. Isso significa que problemas no controle executivo podem estar relacionados a alguns dos problemas cognitivos e comportamentais observados em pessoas com TEA. E o que seriam esses problemas? Dificuldades com a inibição de respostas, planejamento, atenção e flexibilidade cognitiva. É por isso que os indivíduos com TEA têm dificuldades na interação social, na comunicação e tendem a repetir comportamentos estereotipados (BEBKO; RICCIUTI, 2000).

Tendo isso em vista, sabemos que as funções executivas são um desafio para muitas crianças que estão no espectro do autismo. Um estudo examinou se um programa de treinamento de funções executivas, realizado com o auxílio de um instrutor, poderia melhorar essa capacidade nas crianças. Com isso, setenta crianças com TEA, com idades entre 7 e 11 anos, participaram do estudo. Elas foram divididas em dois grupos: um que recebeu o treinamento e outro que ficou em um grupo de espera. Foram selecionados testes que tinham maior probabilidade de determinar se o treinamento seria eficaz. Esses testes incluíam uma tarefa que media as respostas cerebrais, testes de função executiva realizadas em laboratório e um questionário para os pais. Também foram analisadas possíveis mudanças no comportamento social e nos comportamentos repetitivos. Todas as crianças que receberam o treinamento concluíram o programa e as famílias relataram, em geral, que a experiência foi positiva.

As crianças que receberam o treinamento não apresentaram mudanças comportamentais durante as avaliações realizadas em laboratório. No entanto, foi relatado que as crianças participantes apresentaram menos comportamentos restritos e repetitivos após o treinamento. Essas descobertas iniciais sugerem que atividades curtas de treinamento de funções executivas são viáveis e podem melhorar algumas habilidades em crianças em idade escolar que estão no espectro do autismo (FAJA *et al.*, 2022).

Além desse, outro estudo recente examinou como crianças com autismo utilizam estratégias de memória em diferentes situações de resolução de problemas. O estudo incluiu dois grupos de crianças com autismo, um com alto funcionamento cognitivo e outro com deficiências moderadas. Durante o experimento, as crianças participaram de duas tarefas de memória, uma envolvendo a recordação em série e outra exigindo prontidão de recordação. Surpreendentemente, ambos os grupos de crianças com autismo demonstraram o uso espontâneo de estratégias de memória, principalmente o grupo de alto funcionamento. Além disso, a mudança na natureza da tarefa teve um impacto significativo no aumento do uso de estratégias, especialmente para o grupo com deficiências moderadas. No entanto, em comparação com crianças sem deficiências, a taxa geral de uso de estratégias de memória ainda foi mais baixa. Esses resultados sugerem que há um déficit de funcionamento executivo no autismo, embora seja menos pronunciado em indivíduos com alto funcionamento cognitivo. Discute-se também as implicações práticas de estimulação de memória em termos de treinamento cognitivo para crianças diagnosticadas (BEBKO; RICCIUTI, 2000).

Além da memória, outras habilidades também fazem parte das funções executivas. Sendo assim, pesquisadores investigam se a flexibilidade cognitiva e a capacidade de resolver problemas estavam intimamente ligados a comportamentos e interesses restritos e repetitivos no autismo em estudo que incluiu 102 crianças em idade escolar que apresentavam habilidades cognitivas médias ou acima da média. Os autores descobriram que a capacidade de inibição e a flexibilidade cognitiva estavam diretamente associadas a uma maior prevalência de comportamentos e interesses restritos e repetitivos, sendo que cada uma dessas habilidades contribuiu de forma exclusiva para a variação desses sintomas. Esses resultados sugerem que a capacidade de suprimir informações interferentes e de adaptar-se flexivelmente a diferentes padrões de resposta pode ajudar a reduzir os comportamentos restritos e repetitivos de ordem superior e os sintomas de interesse no autismo. Além disso, também foi observado uma relação entre a capacidade de controle inibitório e os comportamentos repetitivos. Esses resultados têm implicações importantes para a compreensão e o manejo do autismo, ajudando-nos a desenvolver estratégias mais eficazes para lidar com essas características (FAJA; DARLING, 2018).

Além das habilidades acima citadas, crianças diagnosticadas com autismo podem ter dificuldades com as habilidades de atenção. Howard e seus colaboradores, em 2023, observaram que essas funções estão diretamente relacionadas com as habilidades sociais e de linguagem na primeira infância. Por isso, foi conduzido um estudo com 180 crianças autistas, com idades entre 2 e 8 anos, para entender melhor essa relação. Os autores usaram um questionário chamado Inventário de Avaliação do Comportamento da Função Executiva para avaliar as habilidades executivas, o rastreamento ocular e as medidas de linguagem e comunicação social. Os resultados foram bem interessantes. Eles descobriram que as crianças que tinham melhores habilidades executivas, como memória de trabalho, atenção focada e habilidades de planejamento/organização, também tinham melhores habilidades de comunicação social. Isso tudo foi relatado pelos cuidadores das crianças (HOWARD *et al.*, 2023). Além disso, as crianças que conseguiam manter a atenção por mais tempo também tinham melhores habilidades de linguagem expressiva. Portanto, as habilidades executivas e de atenção têm uma grande influência no desenvolvimento das crianças autistas em várias áreas. As terapias que visam melhorar essas habilidades têm um impacto positivo nas habilidades sociais, comunicativas e de linguagem.

Neste capítulo foi explorado diversos aspectos sobre o autismo que precisam ser trabalhados. No entanto, ainda não havia sido mencionado a importância do diagnóstico precoce e da intervenção multidisciplinar para mitigar seus efeitos e melhorar a qualidade de vida da criança e de sua família.

É fundamental que o especialista esteja familiarizado com os métodos para confirmar o diagnóstico e orientar a abordagem terapêutica mais adequada. Compreender a melhor estratégia é essencial para guiar e facilitar a atuação da equipe multidisciplinar, o que visa promover autonomia, aprendizagem segura das habilidades de socialização e comunicação, além de garantir um funcionamento eficaz nas atividades cotidianas.

Portanto, que tal conectarmos as peças do quebra-cabeça para garantir a melhor abordagem para as pessoas com TEA? Uma forma de fazermos isso é falando sobre os profissionais envolvidos e que participam ativamente do diagnóstico e tratamento do autismo. Começando pelos neuropediatras e psiquiatras infantis, estes são especialistas em diagnosticar e orientar o tratamento, incluindo a prescrição e o ajuste de medicamentos, já os psicólogos comportamentais traçam estratégias personalizadas para auxiliar tanto o indivíduo com TEA como sua família.

Os fonoaudiólogos trabalham na estimulação da fala, da linguagem e da comunicação, enquanto os terapeutas ocupacionais atuam para melhorar a autonomia nas atividades diárias, promovendo um ambiente acessível. O papel do pedagogo ou psicopedagogo é crucial na inclusão escolar, oferecendo planos e materiais personalizados para um aprendizado eficiente e adequado. Por fim, os fisioterapeutas e educadores físicos aperfeiçoam as habilidades motoras e musculares, buscando a inclusão social dessas pessoas.

Além do trabalho conjunto desses profissionais, é crucial que todos estejam em sincronia com a escola, para que o ambiente escolar seja estimulante, motivador e proporcione as adaptações necessárias para que a criança alcance seu máximo potencial. Com a colaboração de todos esses profissionais, podemos oferecer um suporte completo e de qualidade para os indivíduos diagnosticados com TEA.

Referências

APA - AMERICAN PSYCHIATRIC ASSOCIATION. **Manual diagnóstico e estatístico de transtornos mentais: DSM-5**. Porto Alegre: Artmed, 2014.

BACON, E. C. *et al*. Naturalistic language sampling to characterize the language abilities of 3-year-olds with autism spectrum disorder. **Autism**, n. 23, v. 3, 2018. Disponível em: https://pubmed.ncbi.nlm.nih.gov/29754501/. Acesso em: 13 nov. 2023.

BALTAXE, C. Pragmatic deficits in the language of autistic adolescents. **Journal of Pediatric Psychology**, v. 2, n. 4. Disponível em: https://academic.oup.com/jpepsy/article-abstract/2/4/176/918740?redirectedFrom=fulltext. Acesso em: 13 nov. 2023.

BEBKO, J. M., RICCIUTI, C. Executive Functioning and Memory Strategy Use in Children with Autism: The Influence of Task Constraints on Spontaneous Rehearsal. **Autism**, n. 4, v. 3, p. 299–320, 2000. Disponível em: https://journals.sagepub.com/doi/10.1177/1362361300004003006?icid=int.sj-full-text.similar--articles.8. Acesso em: 13 nov. 2023.

BLOOM, L.; LAHEY, M. **Language Development and Language Disorders**. New York: John Wiley, 1978.

BRUCKNER, J. P.; COSTA, E. N.; CARDOSO-MARTINS, C. Communicative Function of Pointing and Expressive Vocabulary Acquisition. **Paidéia**, Ribeirão Preto, n. 31, 2021. Disponível em: https://doi.org/10.1590/1982-4327e3117. Acesso em: 13 nov. 2023.

CHAKRABARITI, S. Early identification of Autism. **Indian Pediatrics**, n. 46, v. 17, p. 412-414, 2009. Disponível em: https://pubmed.ncbi.nlm.nih.gov/19179745/. Acesso em: 13 nov. 2023.

DALEY, T. C. From symptom recognition to diagnosis: children with autism in urban India. **Social Science e Medicine**, n. 58, p. 1323-1335. Disponível em: https://pubmed.ncbi.nlm.nih.gov/14759679/. Acesso em: 13 nov. 2023.

DELIBERATO, D. Linguagem, interação e comunicação: competências para o desenvolvimento da criança com deficiência não oralizada. In: NUNES, L. R. O. P.; SCHIRMER, C. R. (Orgs). **Salas abertas**: formação de professores e práticas pedagógicas em comunicação alternativa e ampliada nas salas de recurso multifuncionais [online]. Rio de Janeiro: EDUERJ, 2017, pp. 299-310. Disponível em: http://books.scielo.org/id/xns62/epub/nunes-9788575114520.epub. Acesso em: 13 nov. 2023.

DIAS, N. M.; SEABRA, A. G. Funções executivas: desenvolvimento e intervenção. **Temas sobre Desenvolvimento**, v. 19, n. 107, p. 206–212, 2013. Disponível em: https://www.researchgate.net/profile/Natalia-Dias-13/publication/281177320_funcoes_executivas_desenvolvimento_e_intervencao/links/5604497408ae8e08c089ac7f/funcoes-executivas-desenvolvimento-e-intervencao.pdf. Acesso em: 13 nov. 2023.

FAJA, S.; DARLING, L. N. Variation in restricted and repetitive behaviors and interests relates to inhibitory control and shifting in children with autism spectrum disorder. **Autism**, n. 23, v. 5, 2018. Disponível em: https://pubmed.ncbi.nlm.nih.gov/30394786/. Acesso em: 13 nov. 2023.

FAJA, S. *et al.* 2022. A preliminary randomized, controlled trial of executive function training for children with autism spectrum disorder. **Autism**, n. 26, v. 2, p. 346–360. Disponível em: https://doi.org/10.1177/13623613211014990. Acesso em: 13 nov. 2023.

FIORIN, J. L. (Org). **Introdução à linguística**: volumes 1 e 2. Disponível em: https://edisciplinas.usp.br/pluginfile.php/2550517/mod_label/intro/NEGR%C3%83O_EstruturaDaSentenca.pdf. Acesso em: 13 nov. 2023.

GADIA, C. A.; TUCHMAR, R.; ROTTA, N. I. Autismo e doenças invasivas de desenvolvimento. **Jornal de Pediatria**, n. 80, v. 2, p. 83-94. Disponível em: https://www.scielo.br/j/jped/a/mzVV9hvRwDfDM7qVZVJ6ZDD/abstract/?lang=pt. Acesso em: 13 nov. 2023.

GIANNECCHINI, T.; YUCUBIAN-FERNANDES, A.; MAXIMINO, L. P. Praxia não verbal na fonoaudiologia: revisão de literatura. **Revista CEFAC**, v. 18, n. 5, p. 1200–1208, set. 2016. Disponível em: https://www.scielo.br/j/rcefac/a/TDRXbxB38dSFQFfnLvQzkxr/abstract/?lang=pt. Acesso em: 13 nov. 2023.

GOYS, C. **ABA**: ensino da fala para pessoas com autismo. 1 ed. São Paulo: Edicon (2021), segunda reimpressão. 105 p.

GROW, L; LEBLANC, L. Teaching receptive language skills: recommendations for instructors. **Behav Anal Pract**, n. 6, v. 1, p. 56-75, 2013. Disponível em: https://www.ncbi.nlm.nih.gov/pmc/articles/PMC3680153/. Acesso em: 13 nov. 2023.

HENDERSON, L.; WEIGHALL, A.; GASKELL, G. Learning new vocabulary during childhood: Effects of semantic training on lexical consolidation and integration. **Journal of Experimental Child Psychology**, n. 116, v. 3, p. 572–592, 2013. Disponível em: https://pubmed.ncbi.nlm.nih.gov/23981272/. Acesso em: 13 nov. 2023.

HOWARD, J. *et al.* Associations between executive function and attention abilities and language and social communication skills in young autistic children. **Autism**, 2023. Disponível em: https://doi.org/10.1177/13623613231154310. Acesso em: 13 nov. 2023.

HURWITZ, S.; WATSON, L. R. Joint attention revisited: Finding strengths among children with autism. **Autism**, n. 20, v. 5, p. 538–550, 2015. Disponível em: https://pubmed.ncbi.nlm.nih.gov/26148983/. Acesso em: 13 nov. 2023.

ISHIZUKA, Y.; YAMAMOTO, J. Contingent imitation increases verbal interaction in children with autism spectrum disorders. **Autism**, n. 20, v. 8, p. 1011–1020. Disponível em: https://pubmed.ncbi.nlm.nih.gov/27095832/. Acesso em: 13 nov. 2023.

MARTIN, G. *et al.* **Modificação do Comportamento o Que é e Como Fazer**. 10 ed. Rio de Janeiro: Roca, 2022.

MARTINS, A. L.; PERES, A.; VARELLA, A. **Transtorno do Espectro Autista na Universidade**: da Pesquisa Básica a Aplicada. Campo Grande, MS: Ed. UFMS, 2023. Disponível em: https://repositorio.ufms.br/bitstream/123456789/5688/1/TRANSTORNO_DO_ESPECTRO_AUTISTA_NA_UNIVERSIDADES_.pdf. Acesso em: 13 nov. 2023.

MOUSINHO, R. *et al.* Aquisição e desenvolvimento da linguagem: dificuldades que podem surgir neste percurso. **Rev. psicopedag.**, São Paulo , v. 25, n. 78, p. 297-306, 2008. Disponível em: http://pepsic.bvsalud.org/scielo.php?script=sci_arttext&pid=S0103-84862008000300012&lng=pt&nrm=iso . Acesso em: 13 nov. 2023.

MOUSINHO, R. *et al.* **Brincando com a Linguaguem**: da língua oral à língua escrita. 1. ed. Rio de Janeiro: Instituto ABCD, 2018.

OCHS, E. *et al.* Autism and the social world: na anthropological perspective. **Discourse Studies**, v. 6, n. 2, p. 147–183, 2004. Disponível em: http://www.sscnet.ucla.edu/anthro/faculty/ochs/articles/04AutismSocialWorld.pdf. Acesso em: 13 nov. 2023.

OCHS, E.; SOLOMON, O. Autistic sociality. **Ethos**, n. 38, v. 1, p. 69–92, 2010. Disponível em: https://www.sscnet.ucla.edu/anthro/faculty/ochs/articles/Ochs_Solomon_2010_Autistic_Sociality.pdf. Acesso em: 13 nov. 2023.

ÖZÇALIŞKAN, S.; ADAMSON, L. B.; DIMITROVA, N. Early deictic but not other gestures predict later vocabulary in both typical development and autism. **Autism**, n. 20, v. 6, 2016. Disponível em: https://www.ncbi.nlm.nih.gov/pmc/articles/PMC4846586/. Acesso em: 13 nov. 2023.

PRIZANT, B.; DUCHAN J. F. The functions of immediate echolalia in autistic children. **Journal of Speech and Hearing Disorders**, n. 46, v. 3, p. 241–249, 1981. Disponível em: https://pubmed.ncbi.nlm.nih.gov/7278167/. Acesso em: 13 nov. 2023.

PRIZANT, B.; RYDELL, P. Analysis of functions of delayed echolalia in autistic children. **Journal of Speech and Hearing**, n. 27, v. 2, p. 183–192, 1984. Disponível em: https://pubmed.ncbi.nlm.nih.gov/6738028/. Acesso em: 13 nov. 2023.

RÉ, A. D.; HILÁRIO, R. N.; VIEIRA, A. J. A linguagem da criança na concepção dialógico-discursiva: retrospectiva e desafios teórico-metodológicos para o campo de Aquisição da Linguagem. **Bakhtiniana**: Revista de Estudos do Discurso, v. 16, n. 1, p. 12–38, jan. 2021. Disponível em: https://revistas.pucsp.br/index.php/bakhtiniana/article/view/48071. Acesso em: 13 nov. 2023.

SAUSSURE, F. **Curso de Linguística Geral**. 22. Ed. São Paulo: Cultrix, 1916/2000.

SKWERER, D. P. *et al*. Comparing methods for assessing receptive language skills in minimally verbal children and adolescents with autism spectrum disorders. **Autism**, n. 20, v. 5, p. 591–604, 2016. Disponível em: https://doi.org/10.1177/1362361315600146. Acesso em: 13 nov. 2023.

SO, W. C. *et al*. 2014. The development of co-speech gesture and its semantic integration with speech in 6- to 12-year-old children with autism spectrum disorders. **Autism**, n. 19, v. 8, p. 956–968. Disponível em: https://pubmed.ncbi.nlm.nih.gov/25488001/. Acesso em: 13 nov. 2023.

STERRETT,K., *et al*. O efeito da capacidade de resposta à entrada do dispositivo gerador de fala na linguagem falada em crianças com transtorno do espectro do autismo que são minimamente verbais. **Comunicação Aumentativa e Alternativa**, n. 39, v. 1, p. 23-32, 2023. Disponível em: https://pubmed.ncbi.nlm.nih.gov/36267016/. Acesso em: 13 nov. 2023.

UTA, F.; FRANCESCA, H. Linguagem e comunicação em transtornos autist as. **Philosophical Transactions of the Royal Society**, B 346, p. 97–104, 1994. Disponível em: http://doi.org/10.1098/rstb.1994.0133. Acesso em: 13 nov. 2023.

WATT, N. *et al.* Repetitive and stereotyped behaviors in children with autism spectrum disorders in the second year of life. **Journal of Autism and Developmental Disorders**, n. 38, v. 8, p. 1518-1533. Disponível em: https://pubmed.ncbi.nlm.nih.gov/18266099/. Acesso em: 13 nov. 2023.

WERNER, E.; DOWSON, G. Validation of the phenomenon of autistic regression using home videotapes. **Archives of General Psychiatry**, n. 62, p. 889-895, 2005. Disponível em: https://pubmed.ncbi.nlm.nih.gov/16061766/. Acesso em: 13 nov. 2023.

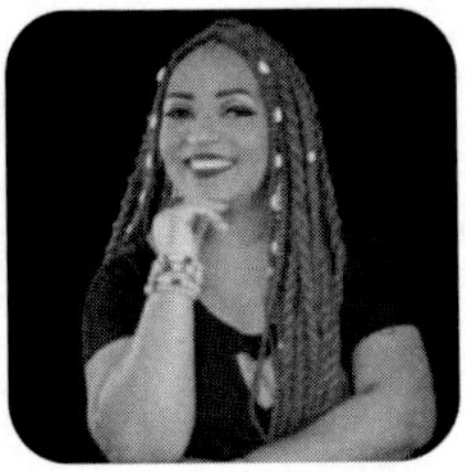

A comunicação nas várias faces de uma mãe de autista
Autora: Criss Massa

Professora, cantora, apresentadora e Mãe de autista.

Sou Criss Massa, atuo como professora na rede estadual de ensino do Rio de Janeiro, cantora, sambista, apresentadora do programa de rádio "O samba que elas fazem" e apresentadora/mestre de cerimônia de eventos, e nunca imaginei que a atividade mais prazerosa da minha vida também seria a mais difícil: ser mãe.

Lorenzo, o Lolô, fará 5 aninhos em setembro do ano de lançamento deste livro (2023). Quando ele tinha 3 meses, percebi que a música chamava demais sua atenção. Como, na época, eu era ritmista do Grêmio Recreativo Escola de Samba (GRES) Unidos de Padre Miguel, cantava o samba-enredo dela para Lolô e eu descansar um pouco. Nessa época, comecei a notar que havia algo diferente. Lolô dormia pouquíssimo, e achávamos que era fome, cólica, frio, muita luz, pouca luz, prisão de ventre, gases etc., mas só a música o acalmava (Foi quando tive a ideia de fazer uma música para ele. Falei o que eu queria a um amigo de faculdade, Léo Peres, que junto com Xandinho Santos, criou "Aconchego de mãe", minha primeira música gravada).

A partir disso, começamos, eu e o pai dele, a observá-lo. Lolô não engatinhou nem andou. Esse dado é muito importante. O pulo de uma etapa pode dizer muita coisa no futuro. Durante comerciais com música e quando tocava as músicas nas novelas eram os únicos momentos em que o andador dava descanso, ele ficava hipnotizado na frente da TV. Teve uma em especial que ele até soltava gritos e sorrisos com a música "Pump Jam" — Verão 90, em 2019. Quando nós pensávamos que ele falaria, parece que simplesmente a fala regrediu. Mas em relação às músicas, de tudo que ele via e ouvia, havia identificação na hora, no olhar, no balbuciar e no soninho.

A essa altura já precisava de um chazinho para dormir, pois percebíamos que ele até dormia, mas não o suficiente para descansar. Quando a gente achava que o sono estava pesado, ele acordava. Além disso, não apontava, não pegava. Tentamos desfraldar como aprendemos na internet, sem sucesso (Lolô era diferente!). Não demonstrava emoção, não beijava, não tocava. Fomos a diversos médicos e pediatras (Perdi as contas!). Por fim, começamos a ler, a ver vídeos e, diante de inúmeras características, percebemos que o AUTISMO era a mais provável explicação.

Mas haviam momentos em que as características se confundiam com outras especulações nossas. Lolô foi crescendo e mais uma diferença surgiu: ele é autodidata. Mesmo falando bem pouquinho e enrolado, cantava todas as músicas de novelas, séries e desenhos, identificava marcas e canções dos comerciais, começou a tomar conhecimento sobre o alfabeto, os números, as frutas, os animais. O pequeno é muito inteligente, ele foi aprendendo por ele mesmo. Os desenhos educativos disponíveis na internet foram muito bons nessa fase, e a importância da música cresceu ainda mais quando houve o contato com a escola.

A pandemia e o pós-pandemia foram muito dolorosos a todos (Lolô perdeu os avós maternos em um curto espaço de tempo) e, quando a constância na escola passou a ser maior, o momento das músicas diárias era o único tempo de atenção de Lolô quando estava nos Maternais I e II. Foi uma etapa difícil demais na escola, que, mesmo sendo particular, não conseguia atender as diferenças e particularidades de alguém como meu filho.

A escola indicou que Lolô fosse à fonoaudióloga, e conseguimos, com o encaminhamento de uma das pediatras que passamos, uma excelente fonoaudióloga, a dra. Janaina. A "tia" diretora da escola também acertou quando nos indicou um neurologista, pois, dentre outros problemas, Lolô havia batido na professora e só ficava sentado, quieto com a "magia" das musiquinhas. Lolô tinha acabado de completar 4 aninhos. O neurologista foi um divisor de águas na nossa vida. A partir de sua observação e com nossos relatos, o neurologista não teve dúvidas. Falou que só precisava de 3 características para o diagnóstico e nós apresentamos mais de 10, só ele havia observado mais umas 5. Então Lorenzo teve o laudo TEA, recebeu a indicação para as terapias e para o Risperidona/ Risperidon (que melhorou 100% o sono do Lolô e o excesso de agitação — meu filho jogava a cabeça no sofá de tão agitado).

Com esse laudo, conseguimos fazer a matrícula na escola pública EDI Taquaral, que transformou a autonomia de Lolô para muito melhor, com a ajuda da tia Vanessa, a mediadora, e da tia Janaína, a fonoaudióloga, que também tem sido fundamental. Lolô fala bastante, o dia inteiro (risos), mas a língua ainda é bem travada, e as frases ainda são bem sem sentido. Ele tem ideias fixas em desenhos e livros, mas, quando vemos que a ecolalia tá muito exacerbada, cortamos e mudamos um pouco as coisas que ele assiste ou lê diariamente.

Antes ele pegava o livrinho e rasgava. Hoje ele cria historinhas e musiquinhas de acordo com o que lê, do jeito dele (claro!), mas está trabalhando com a imaginação. Porém ele precisa ser muito estimulado em função da sua grande inteligência para aprender rápido as coisas. Lolô já lê muitas coisas. Algumas palavras até assustam a gente, porque ele fala perfeito, só em relação à frase que é bem enrolado e ainda não interpreta.

A importância da música é notada por todos que convivem com ele. Lolô é extremamente musical, ele tem um ouvido que, de longe, identifica sons, notas musicais e, agora, está na fase dos sambas de enredo. É apaixonado pelo "Samba da Mangueira 2023", já canta "Aconchego de mãe" todinha (Lembram a música feita pra ele?), canta Lulu Santos. Ele gosta muito de samba (por que será? kkkk), gosta de instrumentos de percussão e canta toda rotina das musiquinhas da nova escola.

Repito: a escola pública foi fundamental para a autonomia e para as emoções de Lorenzo. Conseguimos desfraldar sem traumas, mesmo tarde. Lolô aprendeu a apontar, pegar copos, talheres, inclusive almoça sozinho na escola, já gosta de tirar fotos, sorri muito (era seríssimo), brinca com os outros coleguinhas da classe, abraça, beija, diz que está com saudade, puxa conversa com as pessoas (mesmo um pouco sem sentido, mas usa a simpatia que não havia. Antes, tinha sempre aquele olhar perdido).

Confesso que chorei muito ao longo disso tudo. Muitas vezes, sentindo-me perdida; outras vezes, parecia que eu girava em círculos sem conseguir resolver nada, sem paciência; outras vezes, perguntava-me onde tinha errado; isso infelizmente contribuiu para as minhas crises de ansiedade, da qual me trato. Demorei demais pra entender que Lolô tem o tempo dele e não o meu tempo, nem o tempo da internet ou das outras crianças. Eles são únicos, e cada um deles tem o seu tempo.

Mas posso dizer que a música cura! A música hoje trata de Lolô e de mim. É realmente o remédio da alma. Faço aulas de canto, e Lolô, fã de carteirinha, faz tudo junto comigo, do meu lado. Ele faz quase todos os exercícios que consegue. O meu sonho é um dia conseguirmos estar no mesmo palco, mãe e filho (Já pensaram???). Aí será uma piscina saindo dos meus olhos, de emoção pela muita luta.

Cuidamos deles, mas precisamos também, como pais, cuidarmos e nos prepararmos, porque não é fácil, nem simples. É muita luta! Há muito preconceito, que, sem dúvida, é o que mais dói. Apesar de tudo, os resultados são tão comemorados quanto um gol do Fluminense! (risos). A conquista desse mês (junho) foi ele pedalar o triciclo, que já está bem pequeno para ele (ganhou quando tinha 2 anos), mas ele pedala com tanta satisfação, que temos pena de tirá-lo para botar na bicicleta.

Há um tempo para cada coisa, não é? E ele tenta, sem sucesso, usar esse triciclo desde que ganhou. Porém meu filho é insistente como eu e, na insistência, persistência, ele consegue. Tenho certeza que o tempo da bicicleta vai chegar. Por enquanto vamos por aqui todos os dias cantando "Aconchego de Mãe" e curtindo esse refrão que Lolô ama de "Salve a Mangueira": "O samba foi morar, onde o rio é mais baiano, o samba foi morar onde o rio é mais baiano, reina a ginga de iaiá na ladeira, no ilê de tia Fé, axé, Mangueira!".

entre cores

Relatos e intervenções no

AUTISMO

CAPÍTULO 4

A ROTINA DA VIDA DO AUTISTA

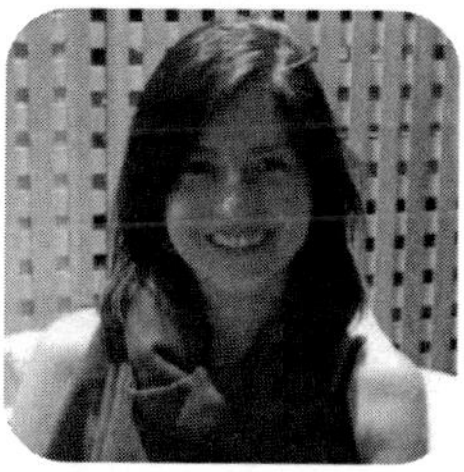

Terapia ocupacional no tratamento de crianças com Transtorno do Espectro Autista (TEA): uma abordagem centrada no desempenho e engajamento ocupacional

Autora: Arla Lobo
Especialidade: Terapeuta ocupacional

Terapeuta Ocupacional, 21 anos de experiência em reabilitação neuropediátrica. Instrutora em formação do Tratamento Neuroevolutivo - Bobath Contemporâneo.
Docente da Certificação Brasileira em Integração Sensorial (UEPA / Integris).
Estudou no programa de Mestrado da Universidade de Montréal com fins de validação do diploma de Terapeuta Ocupacional no Québec (Canadá), Com 1000 horas de prática clínica em centros de reabilitação e hospitais universitários vinculado à Universidade de Montréal.
Membre de l'Ordre des Ergothérapeutes du Québec.

Introdução

Diversas famílias nos procuram, como terapeutas ocupacionais, por causa das mais variadas demandas relacionadas ao cotidiano da sua criança com Transtorno do Espectro Autista (TEA). Na maioria das vezes, essas demandas dizem respeito ao desempenho ocupacional e às alterações no processamento sensorial da criança. O momento é de escuta, nessa situação, é importante ouvir com toda atenção, entender bem as demandas da família para podermos fazer uma prestação de serviços centrada nas suas prioridades e necessidade, pois geralmente são situações que causam angústias, sofrimentos e preocupações aos pais em relação ao desenvolvimento do seu filho com TEA.

As demandas frequentemente trazidas pelos pais da criança com TEA em idade pré-escolar e do ensino fundamental estão geralmente relacionadas ao impacto dos comportamentos do TEA nas Atividades de Vida Diárias (AVD), como vestir-se, fazer a higiene, comer com a colher ou cortar os alimentos com garfo e faca, assim como nas Atividades Instrumentais de Vida Diária (AIVD), ou seja, nas questões relativas ao desempenho escolar, como as dificuldades grafomotoras ligadas ao desenho, à escrita do nome, ao manuseio de instrumentos, como a tesoura para recortar, assim como ao engajamento nas brincadeiras com os pares. Portanto, o terapeuta ocupacional é de fundamental importância para a melhora do desempenho ocupacional nas AVD e AIVD, conferindo maior autonomia em casa e na comunidade (WEAVE, 2015).

Modelo Canadense do Desempenho e Engajamento Ocupacional (CMOP-E)

O objeto de estudo da Terapia Ocupacional (TO) é a ocupação humana. Para o Modelo Canadense do Desempenho e Engajamento Ocupacional (CMOP-E), a ocupação humana ocorre dentro de um contexto de interação dinâmica entre a pessoa, a ocupação e o meio ambiente (POLATAJAKO; TOWNSEND, 2013).

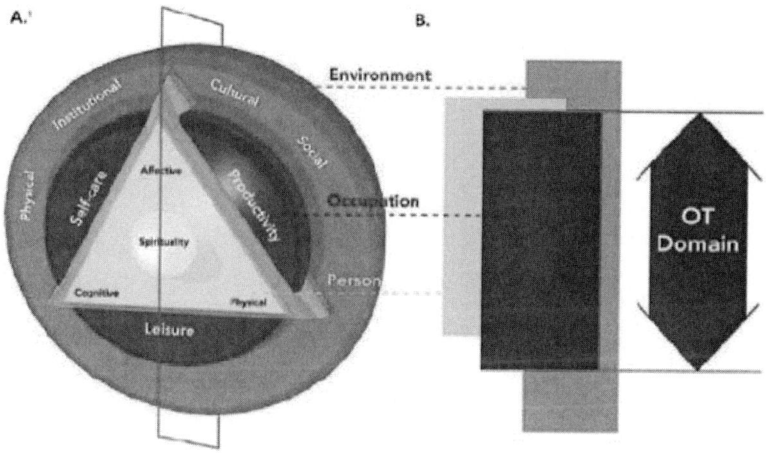

O CMOP-E nos mostra que a ocupação é o interesse primordial dos terapeutas ocupacionais e que somente os aspectos da pessoa e do meio ambiente ligados à ocupação estão dentro do nosso campo de interesse (POLATAJAKO; TOWNSEND, 2013).

Partindo de um raciocínio clínico de TO baseado no CMOP-E, nós temos, como alvo central, as questões ligadas ao desempenho e engajamento ocupacional. Portanto, quando os pais de uma criança com TEA nos procuram, nós reformulamos as demandas trazidas em termos ocupacionais ligados à pessoa; nesse caso, a pessoa é a criança com TEA. Assim sendo, nós avaliamos os três componentes da pessoa (físico, cognitivo, afetivo, com a espiritualidade no centro) relativos às demandas do desempenho ocupacional trazidas pelos pais dentro dos três domínios da ocupação (autocuidado, produtividade e lazer). A ocupação está dentro do contexto de vida real da criança, esse contexto é relativo ao meio ambiente (físico, institucional, cultural e social). Então, nós precisamos contemplar, na avaliação, o meio ambiente da criança.

No processo avaliativo, nós acionamos o nosso lado investigativo, "detetive Sherlock Holmes", da ocupação para entendermos a relação entre e o impacto dos componentes da pessoa no desempenho e o engajamento ocupacional, assim como dos domínios da ocupação e do meio ambiente no desempenho e o engajamento ocupacional da criança com TEA. Essa tarefa é de uma complexidade enorme, para isso nós lançamos mão da avaliação do desempenho e engajamento ocupacional da criança, seja por meio da observação direta de atividade ocupacional ou com instrumentos de avaliação padronizados, como *Pediatric Evaluation of Disability Inventory - Computer Adaptative Test* (PEDI-CAT), Perfil *Sensorial, Sensory Processing Mesure* (SPM), a Bateria de Avaliação do Movimento da Criança (*Movement* ABC), *the beery-buktenica developmental test of visual-motor integration* (BRANDÃO *et al.*, 2020).

As observações do desempenho ocupacional (análise da atividade) podem ser feitas no consultório e/ou de preferência no meio de vida real da criança (casa e escola). Um elemento importante é a triangulação dos dados coletados na anamnese com os pais com a observação do desempenho e engajamento ocupacional (análise da atividade) com o resultado dos testes padronizados. Assim, podemos ter um parecer de TO pautado na análise de dados objetivos, observáveis e subjetivos.

A Classificação Internacional de Funcionalidade, Incapacidade e Saúde (CIF) e o CMOP-E

A Classificação Internacional de Funcionalidade, Incapacidade e Saúde (CIF) é uma classificação com múltiplas finalidades elaborada para servir a várias disciplinas e setores diferentes. Ela tem como objetivo estabelecer uma linguagem comum para a descrição da saúde e dos estados relacionados à saúde a fim de melhorar a comunicação entre diferentes usuários, como profissionais de saúde, pesquisadores, elaboradores das políticas públicas, sendo um sistema prático e útil para ser aplicado na política de saúde, na garantia de qualidade e na avaliação dos resultados em diferentes culturas (CIF-CJ, 2011).

O CMOP-E é um modelo de terapia ocupacional com uma linguagem própria (POLATAJAKO; TOWNSEND, 2013). Na TO, nós entendemos o conceito de atividade e participação distintos um do outro. Desrosiers (2005) define a participação como o engajamento em uma situação de vida ou de um hábito de vida. Ela acrescenta que a participação tem raízes na ocupação e que os significados pessoais e os papéis sociais fazem parte da ocupação. Por exemplo, escrever uma palavra ou uma frase é uma atividade efetuada por um indivíduo, mas, uma vez que essa atividade representa um papel social e tem um significado pessoal, ela se torna uma ocupação.

O CMOP-E traz constructos próprios da TO para que possamos responder às demandas ocupacionais trazidas pelos pais das crianças com as lentes da TO, na qual nós temos um processo de análise de atividades, por exemplo, a análise da atividade de escrever o nome. Quais os componentes cognitivos, afetivos e físicos a criança precisa para realizar essa atividade? Por outro lado, nós também entendemos que a habilidade de escrita está dentro de um dos domínios da ocupação, a produtividade, nesse caso, mais especificamente, a escolaridade. Essa ocupação é desempenhada no meio ambiente escolar, assim precisamos entender o impacto dos elementos do meio ambiente escolar no desempenho e engajamento da criança na atividade de escrita.

Comportamentos e comorbidade apresentadas pela criança com TEA que podem comprometer o desempenho e o engajamento ocupacional

As pessoas com TEA apresentam interação social, comunicação e comportamentos repetitivos e restritivos, assim como comorbidades associadas, por exemplo, às alterações do processamento sensorial (BEN-SASSON *et al.*, 2009; SERRADA-TEJEDA *et al.*,2021).

Segundo Bhat (2020), aproximadamente 86,9% das crianças com TEA apresentam déficit no desempenho motor e com risco para Transtorno do Desenvolvimento da Coordenação Motora (TDC).

Os resultados da revisão sistemática sobre a comparação dos comportamentos apresentado no TEA com os comportamentos do TDC mostram que as crianças com TEA podem apresentar dificuldades motoras associadas à TDC, mas que as características do TEA e do TDC são distintas e peculiares a cada um dos diagnósticos. Em 2013, mudanças no Manual Diagnóstico e Estatístico de Transtornos Mentais (DSM-5) referem que esses dois diagnósticos podem ocorrer em concomitância e que crianças com TEA podem apresentar dificuldades motoras significativas, sendo também diagnosticadas com TDC (WILLIAMSON *et al.*, 2017).

Segundo Roley *et al.* (2015), crianças com TEA apresentam dificuldades na práxis, na integração vestibular bilateral e sequenciamento, na percepção somatossensorial e na modulação dos estímulos sensoriais. Dificuldades com a somatopraxis e funções vestibulares podem afetar a participação social da criança.

A somatodispraxia tem um impacto na iniciação, no planejamento, na sequência e na construção de um plano de ação. Esses elementos são essenciais para a realização das atividades de vida diária e são o alicerce para a participação social (MOSTOFSKY; EWEN, 2011). A disfunção vestibular de integração bilateral e sequenciamento é descrita como pobre estabilidade postural e controle oculomotor deficitário, tendo um impacto nas atividades escolares, como a escrita (AYRES, 2005).

O termo práxis tem sido abordado como a habilidade de planejar uma ação motora, ao qual incorpora-se elementos cognitivos como a concepção de ações necessárias para a organização, sequência e execução do plano motor. Existe uma relação entre as dificuldades no brincar apresentadas pela criança com TEA e a práxis ideacional, o que reitera que as dificuldades apresentadas no brincar de crianças com TEA não são decorrentes somente dos déficits no planejamento e na execução, mas também dos déficits na concepção e na identificação de ações e seleção de objetos (SERRADA-TEJEDA *et al.*,2021)

Abordagem *top-down* ou *bottom-up* de avaliação e tratamento

A abordagem *top-down* é centrada na avaliação do desempenho ocupacional e nas demandas do cliente, por outro lado na abordagem *bottom-up*, o raciocínio clínico é focado nos componentes deficitários que o paciente precisa para o desempenho ocupacional (Hinojosa; Weinstock-Zlotnick, 2004). Os resultados da revisão sistemática sobre a efetividade de diferentes abordagens de tratamento utilizadas em TO mostram que as abordagens *top-down* são as que têm mais fortes evidências científicas, por exemplo, a Abordagem de Orientação Cognitiva para o Desempenho Ocupacional Diário (CO-OP), a "*handwriting task practice*" e a prática centrada na família, quando comparadas com as abordagens *bottom up* (NOVAK; HONAN, 2019)

Estabelecimento de metas em reabilitação através de objetivos SMART

O sucesso do alcance de metas em reabilitação depende da formulação dos objetivos "*Specific, Mesurable, Achieavable, Realistic/Relevant and Time*" (SMART), os quais são uma medida de sucesso do tratamento e devem ser traçados de acordo com as demandas da família e em parceria com a mesma. Essa é uma abordagem centrada nas demandas do cliente e foi concebida a partir do referencial teórico da CIF de participação e desempenho (BOVEND'EERDT *et al.*, 2009).

Temos aqui um exemplo de formulação de objetivos SMART do caso clínico que será apresentado neste capítulo. Eles foram construídos a partir das demandas da família e foram apresentados a ela para estabelecermos uma parceria nesse processo. O objetivo foi específico para o desempenho em uma atividade. A medida de tempo estabelecida para alcançarmos essa meta foi proporcional ao número de sessões e realista de acordo com o potencial de melhora do Gabriel, estimado a partir das respostas aos estímulos dados na situação de desempenho da atividade de escrita e da análise do resultado dos testes padronizados. A análise desses elementos nos dá uma previsão se o objetivo pode ser alcançável.

Exemplo: "Que daqui há 12 semanas o Gabriel seja capaz de escrever o seu nome em letra bastão sem suporte físico (pistas visuais) ou verbal".

Caso clínico – Processo de avaliação seguindo as premissas do (CMOP-E)

Gabriel é um menino de 8 anos de idade, filho único do casal Sula e Roberto. Ele recebeu o diagnóstico de TEA em 2019 e, em fevereiro de 2020, aos 5 anos de idade, iniciou os atendimentos de TO sob meus cuidados. Os pais procuraram o atendimento de TO por causa das dificuldades de motricidade fina relacionada à escrita. Gabriel apresentava uma diminuição do rendimento ocupacional nas AIVD (escrita do nome, concepção de desenho e uso da tesoura) e nas AVD (alimentação, higiene e vestir-se).

A avaliação do desempenho ocupacional de Gabriel foi feita através da observação das atividades instrumentais de vida diária (escrita do nome, desenho, recorte com tesoura) e atividades de vida diária (alimentação com colher, garfo e faca, vestir-se, despir-se, beber com o copo) no consultório, na escola e em casa. Para entender o impacto do processamento sensorial no seu desempenho e engajamento ocupacional, apliquei a "*sensory meusure profil – home form*" e, para verificar o impacto das habilidades e da integração visuo-motora, da percepção visual e da coordenação motora na escrita, apliquei o "*The Berry VMI - Buktenica Developemental Test of Visual - Motor Integration - Sixth Edition*" e os dois subteste "*visual perception*" e "*motor coordination*", nos quais ele obteve scores dentro da média para as crianças da sua idade. Dois meses depois que ele iniciou os atendimentos de TO, veio a pandemia da covid-19, então seguimos no atendimento *online* com a Sula (mãe) como facilitadora das intervenções.

1. Pessoa - Dimensão física - Sistemas sensoriais

• **Proprioceptivo**: Gabriel ainda estava fazendo a preensão trípode estática, apresentando dificuldade na estabilidade de punho para a escrita. Ele não estabilizava a articulação metacarpofalangeana, também apresentava hiperextensão da interfalangeana distal do polegar e dificuldade para posicionar o indicador no lápis. Ele não apoiava o punho na mesa para o uso do lápis, resultando em uma flexão exacerbada do punho. Ele não conseguia aplicar a força de preensão necessária no lápis, nem conseguia imprimir a força necessária para espetar a pizza com o garfo. Ele apresentava pouca estabilidade da cintura escapular e do tronco. Ela apresentava hiperextensão das articulações dos cotovelos e joelhos. No resultado do "*Sensory Meusure Profil – Home form – Body Awareness*", ele apresentou T-score 63, o que representa dificuldade moderada no processamento proprioceptivo e na percepção corporal.

• **Planejamento motor e ideação**: Gabriel apresentava dificuldade com a concepção do desenho assim como com o planejamento dos traços de base (horizontal, vertical e diagonal) para a escrita do nome. Gabriel conseguia estabelecer o objetivo de uma atividade e planejá-la com ajuda, mas ele se perdia na sequência da execução, ele precisava de ajuda verbal para verificar se o objetivo inicial havia sido alcançado, principalmente em relação à concepção do desenho e na higiene. Ele apresentava dificuldades para saber onde iniciar o recorte com a tesoura e seguir a sequência da forma. No resultado do "*Sensory Meusure Profil - Home form - Planning and Ideas*", ele apresentou T-score 63, que representa dificuldade moderada para o planejamento motor e a ideação.

• **Vestibular**: ele demonstrava dificuldades com a estabilidade e ajustes de tronco, por exemplo, durante uma atividade de escrita, ele apresenta tendência a debruçar-se sobre a mesa. Ele perdia o equilíbrio para ficar em um pé só na hora para vestir a cueca, o short e a calça. Ele apresentava preferência manual direita, mas alternava o uso das mãos, por exemplo, pegava a colher para comer com a direita, mas às vezes também pegava com a esquerda, o mesmo acontecia com o uso do pincel.

• **Tátil**: ele evitava tocar em coisas grudentas. Por exemplo, apresentava expressão de desagrado para enrolar a massinha de biscoito. Também tinha dificuldade para cortar as unhas.

• **Dimensão percepto-cognitiva**: Gabriel se distraia e se dispersava com muita facilidade pelos estímulos do ambiente. Ele era capaz de estabelecer um objetivo de uma atividade, mas apresentava dificuldade para iniciar uma tarefa, assim como para seguir a sequência da mesma, ele distraía e mudava o que tinha sido estabelecido inicialmente.

• **Dimensão afetivo-comportamental**: Gabriel é uma criança afetiva e participativa. Ele tem a criatividade aguçada, é motivado para envolver-se nas brincadeiras e nas atividades grafomotoras. Ele diverte-se com as atividades e gosta de criar a partir da proposta inicial.

2. Meio Ambiente

• **Social**: os pais do Gabriel são bastante aplicados com as terapias e com o desenvolvimento dele. Eles têm uma relação de muito afeto e respeito com ele. A família dispõe de uma ajudante para os serviços domésticos, Fátima, com quem Gabriel tem uma relação afetiva significativa.

• **Ambiente físico**: incialmente Gabriel fazia as refeições na mesinha de brincar, mas depois passou a fazer as refeições na mesa da cozinha junto com a família.

3. Ocupação - Atividade de Vida Diária (AVD)

• **Alimentação**: Gabriel era autônomo para comer com a colher e com o uso do copo, mas ainda não conseguia usar o garfo e a faca para cortar os alimentos, ele apresentava dificuldade para espetar o alimento com o garfo.

• **Higiene**: Gabriel era autônomo para fazer "xixi", mas geralmente precisava de suporte verbal para lavar as mãos e para finalizar a tarefa, pois fica brincando com a torneira. Eventualmente, ele tentava limpar o "bumbum" depois da excreção fecal, mas ainda não conseguia limpar-se, além de ficar com receio de sujar as mãos. Com relação ao banho, ele precisa de ajuda física e verbal para completá-lo. Ele perdia-se na sequência e levava muito tempo para finalizá-lo. Ele tinha dificuldade com a escovação dos dentes, não conseguia posicionar as cerdas da escova contra os dentes e nem fazer os ajustes de mudança de direção da cerda nas arcadas dentárias superior e inferior, parte interna e externa das arcadas.

• **Vestir**: Gabriel tinha dificuldade tanto com a parte de baixo (cueca, short e calça) quanto com a de cima (blusa, T-shirt, camisa de manga). Ele não conseguia vestir a parte de baixo em pé, ele desequilibrava-se. Ele tinha dificuldade para enfiar o braço e a cabeça no lugar certo da camisa e para posicionar a camisa em relação ao corpo no início da tarefa.

• **Despir**: Gabriel era autônomo.

4. Atividade instrumental de vida diária (AIVD's)

• **Brincar**: Gabriel é um menino criativo e imaginativo nas brincadeiras.

• **Escola**: Gabriel cursava o último maternal. A partir de 2021, ele passou a ter uma mediadora escolar para ajudá-lo na interação com os pares e dar suporte nas estratégias grafomotoras desenvolvidas com ele nas sessões de TO.

• **Habilidades de escrita**: Gabriel apresentava dificuldade para a escrita dos traços de base (horizontal, vertical e diagonal) para formação de letra bastão, ele confundia com o padrão de letras.

• **Concepção do desenho**: Gabriel apresentava dificuldade para a concepção do desenho. Ele tinha dificuldade em saber como começar e seguir a sequência dos traços gráficos.

• **Lazer**: Gabriel adora experiência em esportes radicais, como tirolesa, circo e escalada. No seu aniversário de 7 anos, eu dei para ele de presente uma experiência de escalada na rocha. Junto com o guia, fizemos as acomodações que ele precisava para a escalada e para o rapel assistido.

Plano de intervenção inicial baseado na ocupação

O plano de intervenção foi realizado primordialmente com base numa abordagem *top-down*, com princípio da descoberta guiada da abordagem CO-OP para as intervenções diretas na ocupação, principalmente nas AVD, o treino de escrita com abordagem ABC-BOUM, para a escrita bastão e, posteriormente, *Loops and Others Groups*, para escrita cursiva. No plano de intervenção, eu também lancei mão da combinação de abordagens que têm suas origens em princípios *bottom-up*, ou seja, os componentes subjacentes para o desempenho ocupacional e a participação social, como a Integração Sensorial com o Tratamento Neuroevolutivo Bobath, mas que visam as premissas da CIF de participação social.

Por que combinar alguns princípios do tratamento neuroevolutivo Bobath com princípios da abordagem de integração no plano de intervenção do Gabriel?

Haja vista as dificuldades apresentadas pelo Gabriel de discriminação proprioceptiva, que tinham um impacto no alinhamento biomecânico, e de discriminação vestibular, com impacto na estabilidade, nos ajustes posturais e no controle motor, a combinação de princípios da abordagem de integração sensorial com os princípios do tratamento neuroevolutivo Bobath foi importante para que a informação sensorial proprioceptiva fosse dada com alinhamento biomecânico, e o movimento tenha sido dirigido para uma tarefa e aprendizagem motora dento de uma situação de atividade significativa como a escrita. O Gabriel necessitava desenvolver a discriminação do sistema vestibular e a integração vestibular e o sequenciamento, por exemplo, para o vestir-se, assim como a discriminação do sistema somatossensorial, para a escrita e o uso da tesoura. Dessa forma, a combinação dessas duas abordagens foi de grande importância no processo de aquisição de habilidades nas AVD e AIVD.

Plano de intervenção

- **Pessoa**

Promover o engajamento nas sessões de TO: escolher junto com o Gabriel as atividades de cada sessão partindo dos seus interesses, seguindo a sua motivação intrínseca; estimular a resolução de problemas e a aprendizagem através da descoberta guiada. Melhorar a discriminação do *input* vestibular e proprioceptivo assim como o planejamento motor: brincadeiras em prono com o *skate*, bola, suíça e rolo terapêutico; brincadeira em pé na plataforma suspensa e pneu suspenso, jogar bolas com pesos diferentes com os pés em cima do rolo terapêutico, brincadeira de cabo de guerra, brincadeira com o trapézio. Melhorar a força de preensão trípode dinâmica e dissociação de dedos: brincadeira com Minecraft.

- **Meio Ambiente**

Físico: plano inclinado para escrita; etiqueta no lápis (pista visual) para o posicionamento do dedo indicador, adaptador de lápis; mesa e assento ergonômicos.

Social: engajamento e parceria com a família e os cuidadores; orientação e troca com a equipe interdisciplinar.

- **Ocupação**

Otimizar o desempenho das AVD (vestir camisa, cueca e short): descoberta guiada para a resolução de problemas.

Otimizar o desempenho das AIVD (concepção do desenho, escrita do nome letra em bastão e recorte com tesoura): associar a direção dos traços de base (horizontal, vertical e diagonal) com sons (pista sonora) para a escrita do nome, orientar o traço com linhas do "céu pra terra" (pista visual) e concepção do desenho; concepção do desenho a partir dos traços básico e das figuras geométricas; pistas visuais para o recorte com a tesoura.

Como foi a evolução do Gabriel nesses 3 anos de atendimentos de TO

Atualmente, Gabriel tem 8 anos de idade e está no segundo ano do ensino fundamental. Ele adora esportes, faz judô e natação. Ele também ama aventuras radicais, como tirolesa.

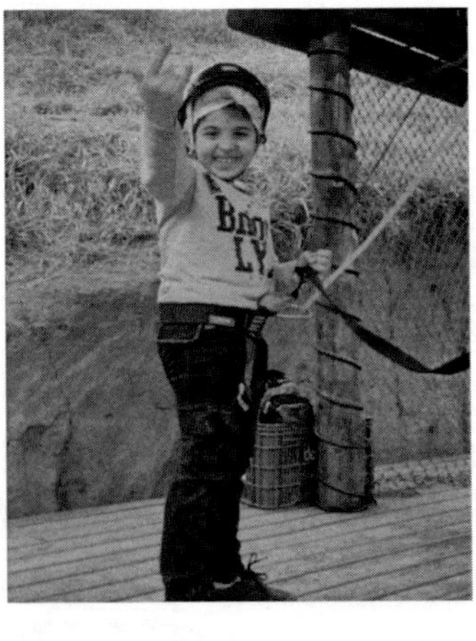

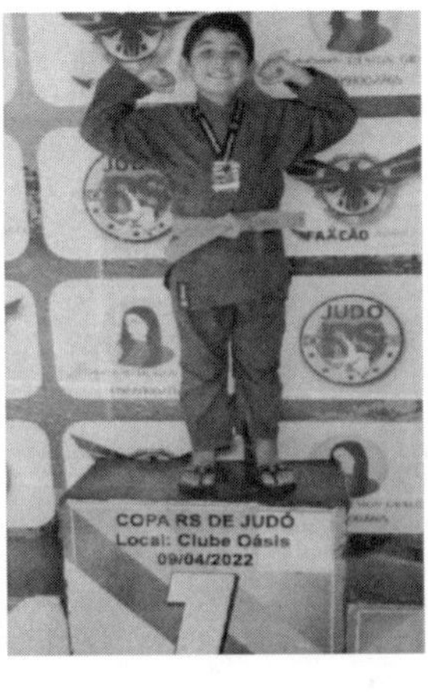
COPA RS DE JUDÔ
Local: Clube Oásis
09/04/2022

Gabriel é autônomo para a escrita em bastão e está aprimorando a escrita cursiva. Ele alcançou a preensão trípode dinâmica. Com a tesoura, ele consegue recortar figuras de diferentes tamanhos com as mais variadas texturas de papel e é autônomo para desenhar. Ele interage com os pares na escola e em diversos ambientes.

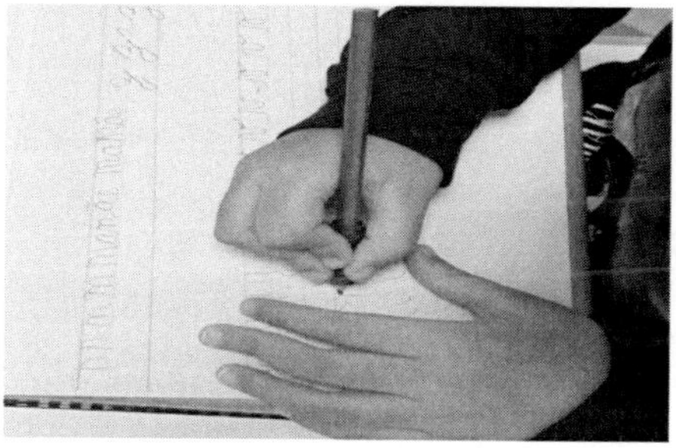

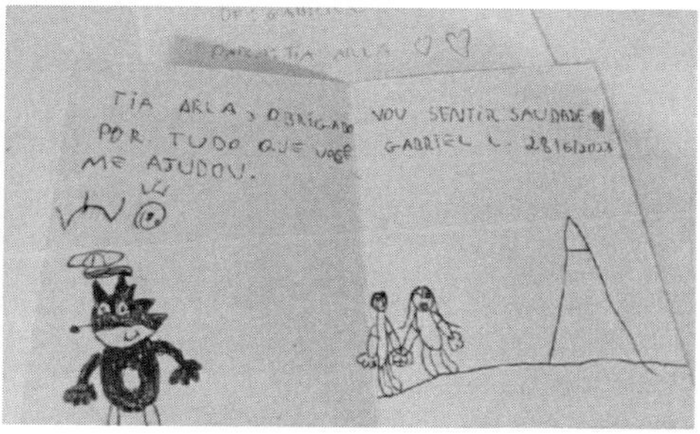

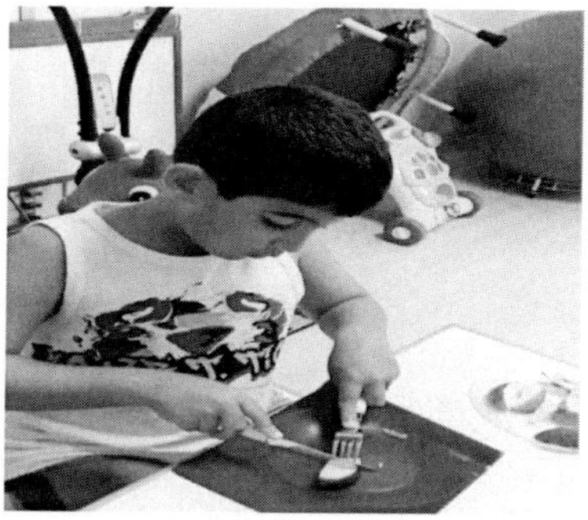

Gabriel é autônomo em todas as atividades da vida diária, desde a higiene completa, como tomar banho, escovar os dentes e limpar o "bumbum", até para o vestir qualquer roupa, seja blusa, *T-shirt*, casaco, camisa de manga, cueca, short ou calça, em pé. Ele é autônomo para cortar qualquer alimento com garfo e faca, nos mais diferentes ambientes, como em restaurantes acompanhado da família. Ele consegue deixar que as suas unhas sejam cortadas e consegue pegar em texturas grudentas sem desconforto.

Processo de alta da Terapia Ocupacional

Em julho de 2023, Gabriel teve alta da TO, essa alta foi planejada há mais ou menos 1 ano e meio com o processo de aquisição da autonomia nas atividades de vida diária e nas atividades instrumentais de vida diária. Os objetivos SMARTS iniciais do tratamento foram sendo atualizados, de acordo com os progressos do Gabriel e segundo as demandas da família, até podermos fechar o desempenho ocupacional das AVD e AIVD. O planejamento da alta foi feito em parceria com a família. Os pais foram orientados para a continuidade do Gabriel em esportes, como artes circenses, escalada e judô, para que o Gabriel possa continuar desenvolvendo os componentes sensoriais nos quais ele demonstrou maior fragilidade, como a discriminação dos sistemas vestibular e proprioceptivo, a integração vestibular bilateral e O sequenciamento, assim como a integração do sistema somatossensorial.

Experiência de escalada na rocha – Coloridos na Urca

Aos 7 anos, Gabriel teve uma experiência de escalada na rocha. Essa experiência melhorou muito a autoconfiança do Gabriel e a forma como ele passou a ser visto, na escola e no prédio, como o garoto que escalava.

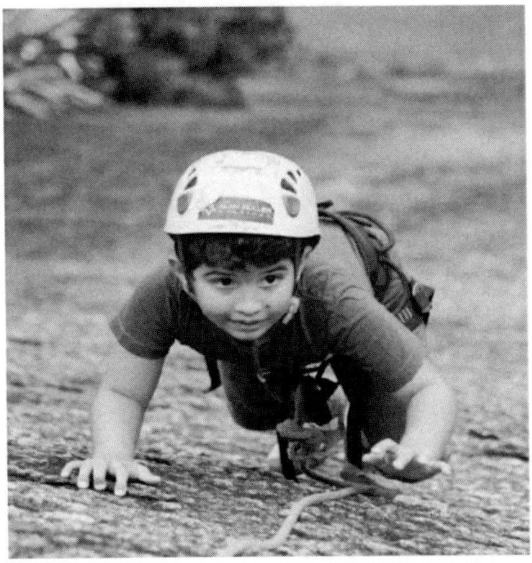

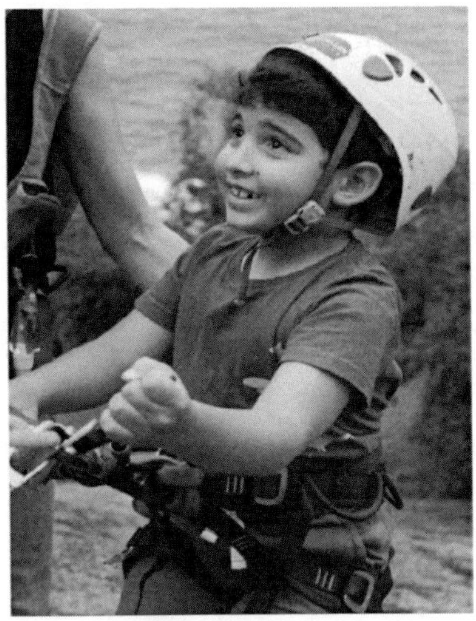

Se fizermos uma análise da atividade de escalada, veremos quão rica essa atividade pode ser. Gabriel precisou, para realizá-la, fazer uso constante da discriminação proprioceptiva, pois foi através dela que ele foi capaz de fazer a aderência, a pressão da ponta dos pés e das mãos contra a rocha para poder impulsionar o corpo para cima. A discriminação tátil também foi recrutada para encontrar as agarras na rocha com a ponta dos dedos. A discriminação vestibular e o sistema visual foram acionados para os ajustes posturais e o planejamento motor. A integração vestibular bilateral e sequenciamento foi recrutada ao impulsionar o corpo para cima na subida, alternando o centro de gravidade concomitantemente com a alternância de membros inferiores e membros superiores. Além disso, as funções executivas foram também recrutadas, pois Gabriel foi confrontado com uma situação nova e precisou estabelecer seus objetivos de forma rápida, assim como planejar as estratégias usadas durante a execução dos movimentos. Outro aspecto fundamental foi a autorregulação das emoções para lidar com essa atividade desafiadora.

Considerações finais

Este capítulo nos traz os constructos do Modelo Canadense do Desempenho e Engajamento Ocupacional e a sua estrutura numa situação de prática clínica, com o caso do Gabriel, apresenta também a força de uma abordagem *top-down* centrada na ocupação e na participação, reconhecendo também o valor das abordagens *bottom-up* nas nossas intervenções e no raciocínio clínico visando ocupação.

As famílias das crianças com TEA chegam até nós com demandas do desempenho e engajamento ocupacional presente, mas precisamos pensar também no amanhã e, cada vez mais, levar essas crianças a um nível de autonomia maior, pensando na transição de atividades no momento de uma alta planejada e na máxima participação social em diversos âmbitos da vida.

Referências

AMERICAN PSYCHOLOGICAL ASSOCIATION. **Publication Manual of American Psychological Association**. 6. Ed. United States of America: British Library, 2009.

AYRE, J. **Sensory Integration and Child**: Understanding Hidden Sensory Challenges. United States of America: West Psychological Services, 2005.

BEN-SASSON, A., *et al.* A meta-analysis of sensory modulation symptoms in individuals with autism spectrum disorders. **Journal of Autismo and Developmental Disorders**, n. 39, p. 1-11, 2009. Disponível em: https://link.springer.com/article/10.1007/s10803-008-0593-3. Acesso em: 13 nov. 2023.

BHA, A., N. Is Motor Impairment in Autism Spectrum Disorder Distinct From Developmental Coordination Disorder? **American Physical Therapy Association**, n. 100, v. 4, 2020. Disponível em: https://pubmed.ncbi.nlm.nih.gov/32154876/. Acesso em: 13 nov. 2023.

BOVEND'EERDT, J. H. T.; BOTELL, R. E.; WADE, D. T. Writing SMART rehabilitation goal and achieving goal attainement scaling: a practical guide. **Clinical Rehabilitation**, n. 23, v. 4, p. 352-361, 2009. Disponível em: https://pubmed.ncbi.nlm.nih.gov/19237435/. Acesso em: 13 nov. 2023.

CAÇOLA, P., MILLER, H. L, WILLIAMSONC. P. O. Behavioral comparisons in Autism Spectrum Disorder and Developmental Coordination Disorder: A systematic literature review. **Elsevier Ltd**, n. 38, p. 6-7, 2017. Disponível em: https://pubmed.ncbi.nlm.nih.gov/29057009/. Acesso em: 13 nov. 2023.

DESROSIERS, Johanne. Participation and occupation. **Canadian Journal of Occupational Therapy/Revue Canadienne D'Ergothérapie**, 2005.

LAW, M., MCCOLL, M. **Interventions, effects and outcomes in Occupational Therapy**: Adults and Older Adults. [S.l]: Slack Incorporated, 2010.

MOSTOFSKY, S. H.; EWEN, J. B. Altered connectivity and action model formation in autismo is autism. **Neurocientist**, n. 17, p. 437- 448, 2011. Disponível em: https://journals.sagepub.com/doi/10.1177/1073858410392381. Acesso em: 13 nov. 2023.

OMS – Organização Mundial da Saúde. **Classificação Internacional de Funcionalidade, Incapacidade e Saúde**: Versão para crianças e Jovens/Centro de Colaboração da OMS. São Paulo: Editora da Universidade de São Paulo, 2011.

PFEIFER, L. I; SANT'ANNA, M. M. M. **Processo de Avaliação de Terapia Ocupacional na infância**: Terapia Ocupacional na Infância. São Paulo: Memon Edições Científicas Limitadas, 2020.

RAINE, S. The current theoretical assumptions of the Bobath concept as determined by the members of BBTA. **Physiotherapy Theory and Practice**, 2007, n. 23, p. 137–52. Disponível em: https://pubmed.ncbi.nlm.nih.gov/17558878/. Acesso em: 13 nov. 2023.

ROLEY, S. S. *et al*. Sensory integration and praxis patterns in children with autism. **American Journal**, n. 69, v. 1, 2015. Disponível em: https://pubmed.ncbi.nlm.nih.gov/25553746/. Acesso em: 13 nov. 2023.

SERRADA-TEJEDA, S. *et al.* Influence of Ideational Praxis on the Development of Play and Adaptive Behavior of Children with Autism Spectrum Disorder: A Comparative Analysis. **Int. J. Environ. Res. Public Health**, n. 26, v. 18, 2021. Disponível em: https://pubmed.ncbi.nlm.nih.gov/34073380/. Acesso em: 13 nov. 2023.

TOWNSEND, E., POLATAJKO, H. **Habiliter à L'Occupation**: Faire avancer la perspectiva ergothérapeutique de la santé, du bien-ête et de justice par l'occupation. Otawa: CAOT Publications ACE, 2ème édition, 2013.

WEAVER, L. Effectiveness of work, activities of daily living, education, and sleep interventions for people with autism spectrum disorder: a systematic review. **American Journal of Occupational Therapy**, n. 69, v. 5. Disponível em: https://research.aota.org/ajot/article-abstract/69/5/6905180020p1/6040/Effectiveness-of-Work-Activities-of-Daily-Living?redirectedFrom=fulltext. Acesso em: 13 nov. 2023.

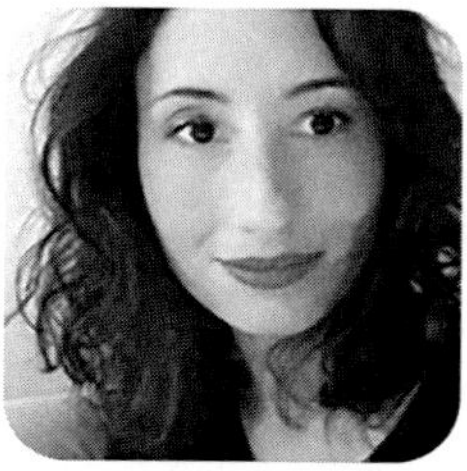

As vivências e experiências do autismo até a fase adulta
Autora: Raquel do Abiahy

Modelo, escritora, graduada história, autista, ativista.

Dentre as características particulares do Transtorno do Espectro Autista (TEA) está a resposta inconsistente a estímulos sensoriais. O processamento sensorial diz respeito à forma como o sistema nervoso central coordena as informações recebidas dos órgãos sensoriais. Tanto no nível sensório-motor quanto no cognitivo, a mente autista tende a registrar mais informações, e o impacto de cada fração de informação tende a ser mais intenso e menos previsível.

Muitos autistas sofrem de Transtorno do Processamento Sensorial (TPS), que afeta a capacidade dos sentidos de entender e processar estímulos sensoriais, como texturas, sons, luzes, cores, cheiros etc. Autistas podem ter hipossensibilidade (dificuldades em sentir os estímulos do ambiente) ou hipersensibilidade (sentir demais os estímulos).

Se nossos sentidos são a nossa porta para o mundo, imaginem ter algum problema logo na porta. Significa que as mais simples coisas serão desafiadoras.

Recebi meu diagnóstico de autismo apenas aos 39 anos. Hoje sei que passei boa parte da minha vida tendo sintomas e crises relacionadas ao TPS. Quando criança, nas festas da família, com muita gente falando e tocando música, sentia dores de ouvido e de cabeça, isolava-me em algum quarto para desenhar, muitas vezes chorava querendo ir embora.

Lembro-me ainda das inúmeras vezes que íamos a shoppings e eu pedia aos meus pais para ficar no carro e trazerem meu lanche. Eu não sabia explicar porque tanta gente e barulho me incomodava. Fui taxada e estigmatizada: uma criança tímida, estranha, problemática, que "devia ir a um psicólogo". Ao longo de muitos anos foi assim, vivi sem saber que eu era autista e tinha, na verdade, um transtorno — TPS —, com o qual preciso conviver, porque disso depende minha qualidade de vida.

Após o diagnóstico, pude entender que funciono de outra maneira e não há nada de errado com isso. Diante da consciência desse diferente modo de funcionar, veio também a busca de conhecimento e informações sobre o que fazer. Antes, eu me forçava a interações sociais, vestir roupas que, na verdade, me incomodavam, a estar disponível para tudo e todos, senão era "falta de educação". Escolhi trabalhos que me fizeram adoecer e colapsar, os vômitos eram quase diários e as enxaquecas também. O que fazer quando seus sentidos são hiper ou hipoestimulados e não fazem a barreira ou não são o equilíbrio que eles deveriam? Viver com TPS é como ser um balão vivendo num mundo de espinhos.

Eu não queria mais viver para trabalhar e cuidar de um constante adoecimento. Passei a recusar sem remorso reuniões e festas. Quando aceito fazer algo socialmente intenso, planejo o que chamo de "rota de fuga" e determino um tempo certo para permanecer. Tudo precisa ser planejado: como ir, como voltar, quanto tempo ficar, quais as opções que eu tenho caso precise me estabilizar etc. Para pessoas leigas, soa como um TOC, exagero, frescura ou melindre, como quiserem chamar. Só quem vive a hipersensibilidade vai entender. Estar em meio a muitos estímulos é colocar seu corpo numa situação de estresse. No meu caso, o excesso de interação social, literalmente, tensiona meu corpo de uma maneira que, no final do dia, preciso chegar em casa e usar bolsa de água quente. Para o meu corpo, é como ter corrido uma maratona. Todos os dias, ao chegar do trabalho, por exemplo, encontro uma chaleira com água quente — é uma gentileza que minha irmã faz para mim. Convivo há muito tempo com a dor crônica e a inflamação. Escolhi, como terapia, ficar debaixo da água ou usar água quente/morna, senão seria dependente de analgésicos. Já estou tão acostumada com a dor que é até perigoso ignorar dores que podem ser importantes.

Outra mudança foi começar a usar protetores auriculares: testei vários modelos e hoje me adaptei apenas com o algodão. As dores de cabeça e os vômitos diminuíram de maneira drástica. São muito menos frequentes. Se ocorrem, são por um estresse muito grande ou algo fora do comum, como o dia em que aplicaram veneno no local onde trabalho. Além disso, abracei o que apelidei de "detox sensorial": o que determina meu estilo não é a moda ou os códigos sociais (o que mulheres da minha idade usam, por exemplo). Não escolho mais roupas que me incomodam, de sutiãs com renda, que só servem para pinicar, a saltos altos, que fazem barulho quando eu ando, o que me irritava. A prioridade é o conforto, pois estarei com essa roupa/sapato tocando a minha pele — meu órgão mais extenso e sensorialmente sensível — ao longo da maior parte do meu dia. Não posso passar tanto tempo assim com um tecido ou objeto que me dá a sensação de que estou sendo arranhada. Pela mesma razão, os únicos acessórios que ainda consigo usar são brincos. Colares, pulseiras e anéis balançam, movem-se e arranham ou espetam.

Às vezes é possível me adaptar, mas algumas vezes a única solução é simplesmente fugir. Eu não dirijo e não sou rica, logo, preciso usar o transporte público, o que é, no mundo dos sensorialmente sensíveis, "aquele chefão na fase final de um vídeo game". Só pego ônibus/metrô lotado se estiver com muita pressa. Ao entrar em um ônibus, procuro o fundo do veículo ou o local mais vazio e de preferência na janela, pois a única pessoa a tocar em mim será a pessoa que vai se sentar do meu lado. Ficar sentada próxima ao corredor significa lidar com pessoas constantemente passando, encostando, virando-se para mim com mochilas e pedindo para segurar coisas, enfim, conseguir um assento, na verdade, já é uma enorme sorte. Quando não consigo, mostrando o meu passe especial, tento pedir a alguém que me deixe sentar. As caras geralmente são muito feias, afinal, eu não estou dentro do padrão que as pessoas têm de alguém com uma deficiência. Não conseguir um assento é, possivelmente um "game over": coloque sua pele e seus sentidos hipersensíveis elevados à infinita potência na situação real de um balão no meio dos espinhos — pessoas encostando, empurrando, passando com bolsas e trombando. Imagine como lidar com os cheiros de todo tipo, com alguns cheiros, é inevitável sentir enjoo, alguma tontura e imediata ânsia de vômito. Não tem como! Já saí de ônibus, de metrôs e até de elevadores. Quando fica insuportável, tenho que dar um "*reset*", respirar e começar tudo de novo. E meu dia só começou. Sair é um desafio. A meta é chegar.

Diante desses breves relatos de alguns aspectos do meu dia a dia — e isso foi um recorte bem pequeno dentre tantas especificidades existentes no espectro do autismo. Depois da dificuldade de comunicação e compreensão de códigos sociais, a sensibilidade sensorial é a mais exaustiva. Como lidar com uma dificuldade que interfere diretamente na maneira como nos comportamos no mundo? Como fazer os outros entenderem que você não tem culpa, não é fresca, não é "Nutella", não "tá de mimimi", não escolheu isso e que sua vida pode ser melhor com um olhar sensível de quem está à sua volta?

Quando eu disse que havia escolhido pagar um "preço", eu quis dizer que escolhi a aceitação do isolamento como uma necessidade de saúde física e mental. Eu escolhi ser praticamente uma "E.T.", mas dentro do planeta e não fora dele. Sou uma pessoa de poucos amigos e raramente socializo. Com certeza, muitos me acham louca. Como alguém pode escolher o isolamento ou o silêncio como estilo de vida, logo num mundo que prega a hiperconectividade, a informação, a comunicação, os dados, a aceleração, o progresso, o consumo (consumo para mostrar quem você é, dizer quem você é, como agir ou vestir-se de determinada maneira, mostrar-se nas redes sociais de certa forma); logo nesse mundo que exige que as pessoas "se vendam", "se mostrem" e onde as relações de consumo (novamente o consumo) chegam a ditar os valores das relações humanas: "ter" e não ser.

Como, nesse mundo, vou "me comunicar" com roupas que não atendem o básico da minha necessidade de conforto que é não me sentir arranhada, apertada, coçando, porque tenho uma sensibilidade sensorial a tecidos, etiquetas, zíperes, texturas de materiais, como uma alergia? Como posso demonstrar que sou uma pessoa empática no trabalho se não consigo ficar tocando e abraçando as pessoas, especialmente com quem não tenho intimidade? Como demonstrar afeto e respeito numa cultura em que entre os maiores códigos sociais está o tocar o outro, apertar a mão e dar beijinhos no rosto? São exigências que mudam de ambiente a ambiente, intensificam-se ou se arrefecem, mas que, de alguma maneira, continuam lá, sem que haja um novo olhar para os autistas. O esforço para adaptação tem sido quase exclusivo nosso e é desgastante. O mundo carece de informação, de campanhas de educação para que as pessoas sejam sensíveis e humanas com aquilo que não conhecem, que aprendam a ser sensíveis e humanas JUSTAMENTE porque não conhecem. Precisamos que a sociedade reconheça que precisa conhecer para entender e conviver.

entre cores

Relatos e intervenções no

AUTISMO

CAPÍTULO 5

UMA BOA COMIDA

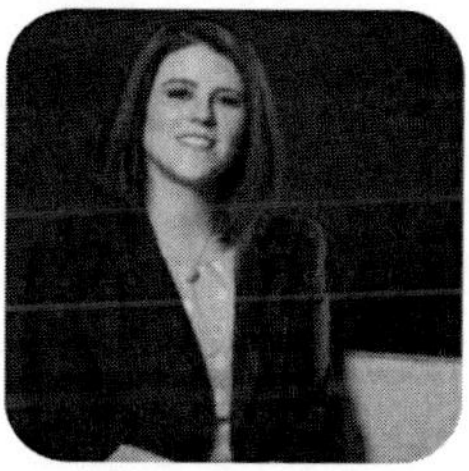

Seletividade alimentar no Transtorno do Espectro Autista (TEA)

Autora: Natalia Ferreira
Especialidade: Nutricionista

Nutricionista pela UFRJ
Mestre em Nutrição Humana pela INJC/UFRJ
Pós-graduada em Nutrição Clínica Funcional pela Unicsul/VP
Pós-graduada em Abordagem Integral do TEA e TDAH pela Uniamerica

A Seletividade Alimentar (SA) e Dificuldade Alimentar (DA) acometem cerca de 25% de crianças típicas e entre 67% e 89% das crianças com Transtorno do Espectro Autista (TEA) (Ledford; Gast, 2006).

Na maior parte dos casos, as DA têm vários fatores que desencadeiam seu aparecimento e a sua persistência. A interação entre a criança, a comida e a pessoa que a alimenta gera muitos riscos: casos em que a origem é orgânica e perdura, como distúrbios respiratórios, que dificultam a mastigação e a deglutição; refluxo gastroesofágico; alergias; aspectos comportamentais; recusa inicial em aceitar novos alimentos; interpretação equivocada dos pais. A DA pode ser caracterizada por queixas como:

seletividade alimentar (recusa ou predileção por cores, cheiros, sabores, texturas e consistências específicas), apetite limitado, fobia alimentar, dentre outros. Essas queixas podem acompanhar a criança em todas as circunstâncias nas quais a alimentação esteja envolvida (rotina escolar, familiar ou de lazer), com possibilidade de implicações no crescimento e desenvolvimento, quando persistentes e não acompanhadas (SBP, 2022).

Crianças que aceitam menos de 10 a 15 alimentos são classificadas como altamente seletivas com potencial para déficits nutricionais, e as crianças que comem mais de 15 alimentos são classificadas como levemente seletivas. Em alguns casos as famílias já enfrentam situações de discórdia e conflito familiar durante as refeições, se os pais já interpretam essa condição como patológica e de forma ansiosa, podem adotar práticas alimentares inadequadas e precipitar o desenvolvimento de uma DA, uma vez que acabam criando situações de conflito durante a refeição como: permanecer em uma mesa até que 10 mordidas sejam dadas, usar o cinto de segurança para evitar que uma criança saia do assento, usar estímulo de tela (Kerzner *et al.*, 2015).

O ideal é, no momento em que a família suspeitar de SA, solicitar avaliação do pediatra e/ou nutricionista para verificar o estado nutricional da criança, o consumo de macro (carboidratos, proteínas e lipídeos) e micronutrientes (vitaminas e minerais) para a idade e solicitar auxílio de como conduzir o momento da refeição para não favorecer que a SA/DA se instale.

Ao profissional de saúde compete avaliar a presença dos critérios definidos para dificuldade alimentar: apresentar refeições prolongadas; recusa alimentar com duração superior a um mês; presença de refeições perturbadoras e estressantes; falta de alimentação independente apropriada; o comer noturno na criança; a distração para aumentar a ingestão; a mamada prolongada ou falha na evolução das texturas dos alimentos. Se a DA for constatada pelo profissional, é sugerido que se verifique alguns critérios de causas para a condução adequada da SA/DA: 1. Causas orgânicas; 2. Estilo parental do cuidador para alimentação; 3. Questões comportamentais (Kerzner *et al.*, 2015).

Estilo parental do cuidador

A evitação e a restrição alimentar associadas a ingestão insuficiente ou falta de interesse em alimentar-se desenvolvem-se mais comumente na fase de lactente ou na primeira infância. Em alguns casos, o estilo parental (responsivo, controlador, indulgente e negligente) pode contribuir para o problema de alimentação do bebê. A introdução alimentar conduzida de maneira inapropriada pode gerar recusa alimentar e o cuidador interpretar o comportamento do bebê como rejeição, elevando o nível de estresse durante as refeições e favorecendo o ciclo de recusa (Associação Americana de Psiquiatria, 2013).

É importante ter paciência no horário das refeições, respeitar os sinais de saciedade da criança e evitar comportamentos que possam piorar a situação, como: forçar a comer, não deixar sair da mesa enquanto não acabar de comer, brigar ou bater. Também não é recomendado oferecer recompensas e prêmios como presentes ou guloseimas para convencê-la a comer. Os profissionais de saúde podem ajudar nessa identificação e construir soluções com a família (MS, 2021).

É importante que o profissional de saúde que lida com crianças com dificuldade alimentar saiba reconhecer os estilos parentais para melhor orientar os pais acerca de suas posturas e de que forma o ambiente e comportamento pessoal, familiar e doméstico podem ser modificados e se aproximar gradativamente do mais adequado — estilo responsivo (SBP, 2022).

Causas orgânicas

1. Disfunção da Integração Sensorial (DIS)

O indivíduo com TEA frequentemente também tem Disfunção da Integração Sensorial (DIS), ou seja, excesso ou pouca sensibilidade a estímulos sensoriais do ambiente. Somente essa condição já promove grandes desafios para os pais ou cuidadores, pois afeta muitos aspectos da vida diária, como alimentação, cuidados de higiene, vida escolar, e pode fragilizar sua saúde física, além de gerar dificuldades durante as refeições e no ambiente familiar. Estima-se que entre 69% e 95% das crianças diagnosticadas com TEA demonstrem sintomas sensoriais, incluindo comportamentos de busca e fuga sensorial, autoestimulação e interesses sensoriais incomuns (Zobel-Lachiusa *et al.*, 2015). O *Manual Diagnóstico e Estatístico de Transtornos Mentais* (*DSM-5*), da Associação Americana de Psiquiatria (2013), agora inclui hiper e hiporreatividade sensorial na classificação diagnóstica para TEA.

Crianças com TEA têm risco cinco vezes maior de problemas com a alimentação em comparação a crianças típicas (Sharp *et al.*, 2013). Diversos estudos associam o TEA com hábitos excessivamente seletivos, consumo de dietas menos variadas e com poucas frutas e vegetais, o que os leva às deficiências nutricionais importantes e à manutenção do ciclo da seletividade alimentar.

A seletividade alimentar é percebida por aversões a cores, sabores, cheiros e texturas estimulados por alterações no processamento sensorial (Shore, 2001) e reforçado por deficiências nutricionais que geram comportamentos considerados autísticos.

A hiper-reatividade oral, por exemplo, é uma das causas mais estudadas relacionadas à recusa alimentar e ao repertório alimentar mais restrito. Crianças com alteração no processamento sensorial oral podem restringir sua dieta a alimentos com características sensoriais preferidas, toleráveis ou gerenciáveis, a fim de evitar a sobrecarga sensorial, gerando um padrão específico dos alimentos consumidos. Grãos, proteínas, frutas frescas e vegetais são alimentos ricos em nutrientes, mas caracterizados por sabores e texturas fortes, e crianças com TEA que têm hiper ou hiporreatividade sensorial são mais propensas a recusar esses grupos alimentares (Chistol *et al.*, 2018).

Crianças com TEA e seletivas alimentares podem se beneficiar do trabalho com uma equipe multidisciplinar, incluindo fonoaudiólogos, terapeutas ocupacionais e nutricionistas, para melhorar as experiências sensoriais relacionadas com a alimentação e aumentar a adequação e a variedade da dieta. As estratégias podem incluir mudança da textura e da consistência dos alimentos e preparações adaptadas às características sensoriais mais gerenciáveis em cada fase do tratamento da seletividade alimentar, e usar a abordagem de integração sensorial para ajustar a sensibilidade dos sistemas. Os planos de tratamento devem ser individualizados para cada criança.

2. Condições médicas

A restrição da ingestão alimentar pode ocorrer em outras condições médicas, especialmente com sintomas persistentes como vômitos, perda de apetite, náusea, dor abdominal ou diarreia. Dificuldades de alimentação são comuns em uma série de condições congênitas e neurológicas frequentemente relacionadas a problemas com a estrutura e a função oral/esofágica/faríngea, como hipotonia da musculatura, protusão da língua e deglutição comprometida (Associação Americana de Psiquiatria, 2013).

A avaliação oral motora, realizada pelo fonoaudiólogo, e da saúde bucal, realizada pelo odontopediatra, são de extrema importância em seletivos alimentares com TEA, visto que há maior tendência a hipotonia da musculatura de face, trazendo prejuízo para o processo de mastigação e, maior chance de aparecimento de cáries devido hiper-reatividade oral, muitas vezes, as família não conseguem fazer a escovação diária corretamente. Ambas as condições prejudicam o aumento do repertório alimentar de alimentos mais sólidos/duros, seja por inabilidade oral-motora ou por dor.

Outros problemas orgânicos comuns no indivíduo com TEA são: inchaço abdominal, deficiências em dissacaridases, inflamação do trato gastrointestinal e anormalidades do sistema nervoso entérico, doença inflamatória intestinal, refluxo gastroesofágico, alergias alimentares, esofagite eosinofílica, constipação, má absorção, hepatopatias, doenças cardiorrespiratórias, deficiências nutricionais, disbiose (Mezzelani *et al.*, 2015).

Essas condições orgânicas promovem a ingestão nutricional inadequada e pode exacerbar as características como irritabilidade, desnutrição, fome oculta e atrasos no desenvolvimento, contribuindo ainda mais para dificuldades de alimentação e afetando negativamente o desenvolvimento e a aprendizagem (Associação Americana de Psiquiatria, 2013).

3. Deficiências nutricionais

A maioria dos estudos evidencia que crianças com e sem dificuldades alimentares têm ingestões semelhantes de carboidratos e de gorduras e, geralmente, peso e estatura dentro do esperado para a idade. A variação e possível inadequação na ingestão de vitaminas e minerais depende do tipo de dificuldade alimentar e de quais grupos alimentares que não são ingeridos. Dentre eles, os que mais são observados como deficitários seriam vitaminas A, C, D, E, B1, B2 e B3, cálcio, folato, ferro e zinco (SBP, 2021).

A deficiência de micronutrientes pode se manifestar como alterações fisiológicas inespecíficas até que surjam as manifestações clínicas, o que pode levar meses ou anos para acontecer. Desequilíbrio de micronutrientes (vitaminas e minerais) compromete a imunidade e determina processo inflamatório tecidual relacionado com ocorrência de doenças crônicas (SBP, 2021). A avaliação nutricional adequada pode indicar possíveis deficiências e, quando há suspeita de deficiências, deve ser solicitada uma avaliação laboratorial.

A deficiência das vitaminas A, D e C, assim como dos minerais ferro, zinco e cálcio, acarreta a alteração da imunidade e do crescimento. O zinco é um elemento importante para a manutenção e o reparo das papilas gustativas (sua deficiência diminui a sensação gustativa), além de desempenhar um papel-chave em diversos processos enzimáticos, metabólicos, de crescimento e de diferenciação celular relacionados ao crescimento e ao desenvolvimento infantil. A deficiência de zinco é uma das causas mais frequentes de alteração (redução) do paladar, sendo muito relacionada também a alterações do crescimento e desenvolvimento, como anemia e baixa estatura, e a um maior risco de infecções na infância (SBP, 2021). A deficiência de ferro pode causar inapetência, picamalácia (desejo por comer coisas que não são alimentos) e alterar o comportamento olfatório.

A suplementação de micronutrientes deve ser considerada sempre que for verificada a necessidade a partir de sinais, sintomas e exames laboratoriais, pois alteram a percepção de cheiro, textura e gosto dos alimentos, mantendo a criança dentro do quadro de SA/DA, promovendo a disfunção da integração sensorial e a manutenção do estado inflamatório crônico.

Como o nutricionista pode atuar?

A técnica de encadeamento alimentar (*food chaining*) é uma ferramenta bastante utilizada no tratamento da SA/DA no TEA.

O primeiro objetivo é de expandir o repertório alimentar, enfatizando características semelhantes entre itens alimentares aceitos por sabor, textura e temperatura, o processo deve ser individualizado e não ameaçador. Por exemplo, se a criança come empanado de frango; primeiro, é preciso trabalhar para que a criança aceite outras marcas; depois, outras formas do empanado industrializado; após isso, ele pode ser alterado para a versão caseira; em seguida, pode ser substituído pela versão grelhada a fim de consolidar o consumo de filé de frango.

O segundo objetivo é introduzir novos sabores com a mesma textura. Seguindo o exemplo, o empanado de frango pode ser substituído por empanado de peixe e, depois, seguir o mesmo caminho até chegar no filé de peixe grelhado.

O objetivo final é alterar sabores e texturas para o aumento do repertório alimentar. O ideal é trabalhar com um alimento por vez e respeitar o limite da criança de interação com o alimento novo, ou seja, só avance na sequência de ações quando tiver sucesso no ponto anterior.

Outra possibilidade é enriquecer as preparações já aceitas, substituir ingredientes do preparo sem alterar ou alterando muito pouco o sabor e a textura. Veja os exemplos a seguir:

- Incluir uma castanha do Pará ralada, misturada no arroz e feijão, com o objetivo de aumentar a oferta de selênio, nutriente antioxidante, além de aumentar oferta de fibras e calorias.
- Adicionar quinoa branca no cozimento do arroz, aumentando a quantidade de proteína vegetal, fibras e carboidrato de baixo índice glicêmico.
- Fazer uma "farofa caseira" com sementes de abóbora, girassol, gergelim e linhaça, usando o processador, e incluir 1 colher de chá no almoço ou jantar ou em preparações aceitas, promovendo o aumento da oferta de magnésio, cálcio, ômega 3 e fibras.

- Incluir maçã ou banana na preparação de bolos caseiros.
- Incluir folhosos verdes (couve, agrião) em pequenas quantidades em bebidas aceitas (sucos).

Muitas vezes o SA é rígido com embalagens, ou seja, só aceitam se alimentar de produtos prontos, industrializados e de uma marca específica. Se esse for o caso, o primeiro passo da intervenção é tentar reduzir a rigidez pela embalagem. Deve-se solicitar que a família tire o alimento aceito da embalagem antes de oferecer. Quando a criança for capaz de comer sem ver a embalagem, o próximo passo será comprar o mesmo produto de outras marcas ou mudar o formato original do produto aceito (Exemplo: quebrar a ponta do biscoito até o ponto em que todos os biscoitos possam estar partidos em 2 a 3 partes). O objetivo final é ser capaz de oferecer um produto caseiro semelhante ao aceito, visto a importância de restringir o consumo de produtos industrializados.

Excluir/reduzir produtos processados visa eliminar/reduzir os aditivos alimentares, agrotóxicos e xenobióticos em geral, comumente presentes nesses alimentos. Priorizar alimentos da safra reduz a quantidade de agrotóxicos ingeridos, e a inclusão de ervas e temperos aumenta a capacidade antioxidante e destoxificação hepática, além de oferecer mais paladar para os indivíduos hiporreativos no gustativo e olfativo.

A exclusão de alimentos em caso de alergia alimentar deve ser acompanhada por exames laboratoriais e avaliação conjunta de sinais e sintomas. A exclusão de glúten (trigo, centeio e cevada) e caseína (leite de vaca e derivados) pode ter um considerável impacto na vida dos portadores de TEA, visto que provocam danos nas microvilosidades do intestino, colaborando para a má absorção de nutrientes, podendo causar desconforto gastrointestinal, como diarreias, flatulências, disbiose, que poderiam resultar na irritabilidade dessas crianças, promovendo neuroinflamação e redução da metilação (Lázaro; Pondé; Rodrigues, 2016).

Dicas de sucesso para o aumento do repertório alimentar:

- Permita que a criança cuspa o alimento oferecido.
- Não pressione, não peça para a criança comer.
- Oferte os alimentos preferidos (aceito) em todas as refeições.
- Crie rotina.
- Determine um tempo limite para as refeições usando os ponteiros do relógio como recurso visual para percepção da passagem do tempo.
- Não ofereça guloseimas em troca de comer um alimento.
- Priorize as refeições em família, o contato visual e a tolerância do alimento à mesa ou próximo. Tolerar o alimento próximo é o primeiro passo para o comer efetivo.

Na prática clínica é comum observar que o tratamento nutricional focado no reparo intestinal promove progressiva aceitação de alimentos mais variados na dieta no indivíduo com TEA.

Conclui-se que a nutrição e os fatores ambientais exercem papéis importantes para a melhoria da qualidade de vida dessas crianças. É de grande importância para crianças com TEA a introdução de uma intervenção dietética para a melhora da saúde física e mental, uma dieta equilibrada tem um impacto favorável na saúde mental e no bem-estar desses indivíduos.

Referências

AMERICAN PSYCHIATRIC ASSOCIATION. **Diagnostic and Statistical Manual of Mental Disorders**, Fifth Edition (DSM-V). Arlington, VA: American Psychiatric Association, 2013.

CHISTOL, L.T., *et al.* Sensory sensitivity and food selectivity in children with autism spectrum disorder. **J Autism Dev Disord**, n. 48, v. 2, p. 583–591, 2018. Disponível em: https://pubmed.ncbi.nlm.nih.gov/29116421/. Acesso em: 13 nov. 2023.

KERZNER, B. *et al.* A Practical Approach to Classifying and Managing Feeding Difficulties. **Pediatrics**, n. 135, v. 2, p. 344-53, 2015. Disponível em: https://pubmed.ncbi.nlm.nih.gov/25560449/. Acesso em: 13 nov. 2023.

LÁZARO, C. P.; PONDÉ, M. P.; RODRIGUES, L. E. A. Opioid peptides and gastrointestinal symptoms in autism spectrum disorders. **Revista Brasileira de Psiquiatria**, n. 38, v. 3, p. 243-246, 2016. Disponível em: https://www.scielo.br/j/rbp/a/TsvPbN75XWxGMMykQfYTD4c/?format=html&lang=en. Acesso em: 13 nov. 2023.

LEDFORD, Jennifer R.; GAST, David L. Feeding problems in children with autism spectrum disorders: A review. **Focus on Autism and Other Developmental Disabilities**, v. 21, n. 3, p. 153-166, 2006.

MEZZELANI, A. *et al.* Environment, dysbiosis, immunity and sex-specific susceptibility: a translational hypothesis for regressive autism pathogenesis. **Nutritional neuroscience**, n. 18, v. 4, p. 145-161, 2015. Disponível em: https://www.ncbi.nlm.nih.gov/pmc/articles/PMC4485698/. Acesso em: 13 nov. 2023.

MINISTÉRIO DA SAÚDE (MS). Secretaria de Atenção Primária à Saúde. **Guia alimentar para crianças brasileiras menores de 2 anos**: versão resumida. Brasília: Ministério da Saúde, 2021.

SHARP, W. G. *et al.* Feeding problems and nutrient intake in children with autism spectrum disorders: a meta-analysis and comprehensive review of the literature. **Journal of Autism and Developmental Disorders**, n. 43, v. 9, p. 2159–2173, 2013. Disponível em: https://pubmed.ncbi.nlm.nih.gov/23371510/. Acesso em: 13 nov. 2023.

SHORE, S. M. **Beyond the wall**: personal experiences with Autism and Asperger syndrome. 1 ed. Shawnee Mission, KS: Autism Asperger Publisher Co., 2001.

SOCIEDADE BRASILEIRA DE PEDIATRIA (SBP). **Guia de orientações**: dificuldades alimentares. São Paulo: Departamento Científico de Nutrologia/ SBP, 2022

ZOBEL-LACHIUSA, J. *et al.* Sensory differences and mealtime behavior in children with autism. **Am J Occup Ther**, n. 69, v. 5, 2015. Disponível em: https://pubmed.ncbi.nlm.nih.gov/26379266/. Acesso em: 13 nov. 2023.

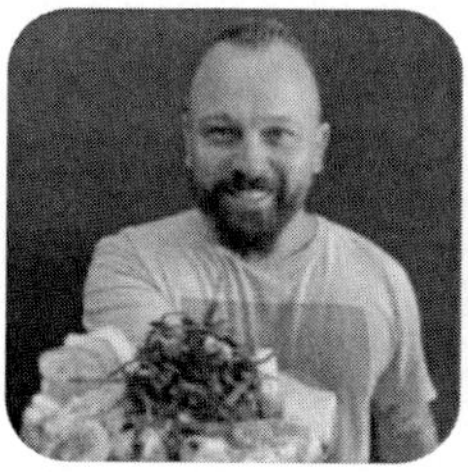

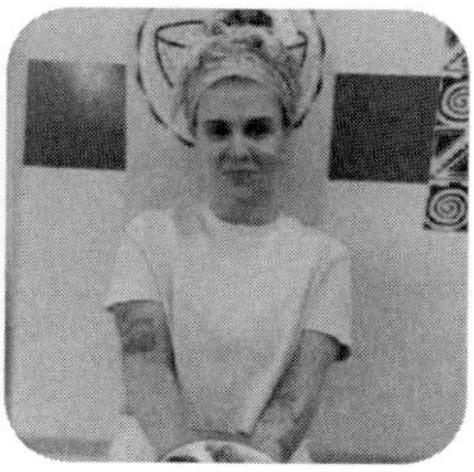

A dificuldade na alimentação e uma boa comida para ajudar na vida do autista
Autores: Pablo Vieira e Ivonete Liberato

Ele: Empresário, país de autistas, lutador jiu-jitsu e professor de jiu--jitsu para PCDs
Ela : Empresária, mãe de autista, graduada nutrição e educação física. 10 anos bailarina do Faustão.

Eu, Ivonete Liberato, mãe do Bernardo — 9 anos, autista —, e Pablo Vieira, pai do Gabriel — 12 anos, autista —, nos conhecemos após relacionamentos pregressos que não entendiam nossos filhos. Se foi Deus? Temos certeza que sim! Estamos longe de sermos pais sem dúvidas sobre como agir com nossos anjos, mas é com muito amor que seguimos nossa caminhada de ser pai atípico e mãe atípica, encarando um mundo totalmente diferente, em meio ao preconceito, procurando neurologistas e terapeutas, para darem um norte do que pode ser feito, e buscando incessante estereotipias: uma risada fora de contexto, uma seletividade alimentar constante, a dificuldade de socialização.

NÃO É UMA TAREFA FÁCIL. Por vezes encontramo-nos com diversas dúvidas sobre qual o melhor caminho a percorrer; por diversas vezes questionamo-nos se devemos insistir ou acolher o que eles não estão preparados para fazer; muitas vezes buscamos e buscamos, até que chega o dia que entendemos que eles vieram para nos ensinar a ter resiliência e paciência e o amor mais puro e verdadeiro que existe. É um misto de emoções, que nos fazem lutar por eles como nunca lutamos por nada.

Viemos aqui falar sobre a seletividade dos nossos anjos. No Bernardo, eu tive muita dificuldade de implementar o sólido, motivo pelo qual o amamentei até os 3 anos de idade. Como mãe de primeira viagem, eu me chateava muito quando ele chorava para comer e acabava dando o peito. Amamentação é doação, mas há momentos que nossos filhos precisam caminhar para a independência, ainda mais estando no espectro. No entanto, eu ainda não tinha laudo nem conhecimento sobre essas crises que, ocasionadas pela seletividade alimentar, me fizeram dar passos para trás.

O Bernardo só comia sopa batida no liquidificador e até hoje, aos 10 anos, faz ingestão de sopa batida, mesmo já comendo sólidos, como pizza, biscoito, torradas, chocolate, ele também não faz ingestão de grãos e proteínas. Todas as vezes que busquei essa dessensibilização de forma a forçar o Bernardo a provar, ele vomita. Ele ama hot Filadélfia, vejo que ele prefere alimentos claros e crocantes. Hoje ele já arrisca experimentar alguns alimentos que antes recusava, mas não os mantém na sua grade restrita de alimentos ingeridos.

Quanto à fala, Bernardo começou a falar cedo, mas, mesmo com acompanhamento fonoaudiológico, ele ainda tem dificuldades para falar o “R” e o “L” de algumas palavras.

Eu, Pablo Vieira, já era pai de 2 filhos quando fui escolhido para cuidar da vida do Gabriel. Pela minha experiência com o Cauã (primeiro filho), que hoje está com 19 anos, e Maria Clara, 14 anos, pude reparar que o Gabriel não olhava nos olhos, não falava e gostava muito de enfileirar os seus brinquedos por tamanhos e cores. Isso me fez ver que ele era atípico ou muito especial, como gosto de usar. Meu casamento com a mãe dele durou 12 anos e acabou, mas sempre acompanhei tudo de perto.

Após o laudo que conseguimos quando ele tinha 2 anos, começamos a ver que ele também não comia muitas coisas sólidas, mas tinha seus alimentos preferidos e rotineiros. Adora nuggets, batata frita, pizza etc. Depois de vários anos tentando, ele começou a gostar de carne, hoje já adora um churrasquinho. E a cada dia tem comido mais coisas que para ele são diferentes, porém normais para nós e muitas crianças não atípicas, como feijão, arroz, massas etc.

Quanto à fala, ela melhorou muito após o exercício da mastigação. Sempre ouvíamos dos psicólogos que a musculatura da face se fortalece nas crianças com o início da mastigação e realmente isso foi acontecendo. Com 5 anos, ele disse suas primeiras palavras, ou melhor, foi uma frase completa que ele escutou no rádio. Lembro-me como se fosse hoje, foi o dia que eu mais chorei de emoção na minha vida.

Mas onde eu quero chegar falando do meu enteado e do meu filho de forma diferente? Quero mostrar que cada caso é um caso, cada nível de autismo deve ser tratado de uma forma diferente, e nós temos que nos preparar cada dia mais para saber lidar com esses seres humanos que estão muito acima da média em evolução.

entre cores

Relatos e intervenções no

AUTISMO

CAPÍTULO 6

CONHECENDO SOBRE DIREITOS DE PESSOAS COM AUTISMO

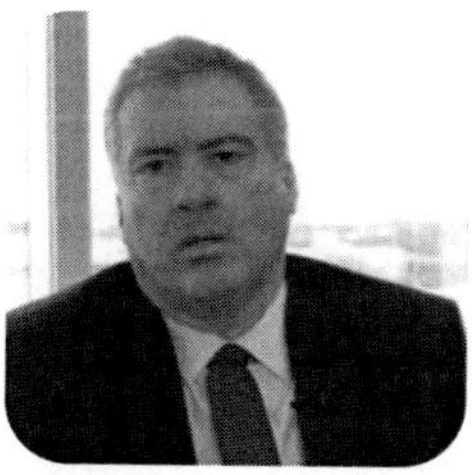

O direito das crianças e dos adolescentes com autismo – a educação regular na rede de ensino pública e privada no Brasil
Autor: Luciano Aragão
Especialidade: Advogado

Aluno dos Cursos Válidos para Doutorado em Direito CivilUniversidad de Buenos Aires- UBA -AR
Mestrando em Cultura Jurídica: Segurança, Justiça e Direito Università di Genova – ITA;
Universitat de Girona – ESP;Universidad Austral – CHL.
Mestrado em Direito das Relações EconômicasUniversidade Gama Filho – 1998;
Graduação em Direito Universidade Gama Filho -1994

1. INTRODUÇÃO

A matriz da educação brasileira é na perspectiva da educação inclusiva e o Sistema Educacional Nacional (SEM), que organiza as responsabilidades pela educação de todo o país, deve perseguir, como objetivo e planejamento dos custos, as metas do Plano

Nacional de Educação (PNE), como forma de concentração de esforços para a melhoria da qualidade do ensino no Brasil.

O PNE é o plano de metas decenal, transformado em lei temporária (2014-2020) com 20 metas. A meta que é objeto da educação inclusiva é a meta 04, muito discutida e objeto de várias tentativas de modificação por grupos de *lobby* das instituições privadas de ensino, o que é republicano em razão de vivermos em uma democracia representativa, em que grupos, setores e coletividade elegem representantes para defender seus interesses. Contudo, a meta 04 sobreviveu aos debates parlamentares e está em vigor juntamente com as demais metas do PNE.

Ademais, cabe destacar que, no Brasil, o direito é uno e indivisível, sua divisão por temas (cível, penal, trabalhista, constitucional etc.) é mais por uma questão didática do que jurídica. A legislação brasileira é regida, nos casos de antinomia, pela solução do conflito com base na hierarquia, especialidade e cronologia das normas, o que significa que há presunção que nenhuma norma vigente está afrontando a Constituição Federal e que não há conflito entre as normas infraconstitucionais, ou seja, as regras estão conformadas em verdadeira complementariedade.

Sendo assim, o direito educacional, ademais de ser na perspectiva da educação inclusiva, deve ser interpretado de acordo com a teoria do diálogo das fontes, ou seja, no caso de crianças e adolescentes autistas, as leis educacionais específicas devem ser conformadas e interpretadas juntamente com o Estatuto da Criança e Adolescente, Estatuto da Pessoa com Deficiência e de outras leis específicas.

Ao analisarmos a legislação brasileira a respeito da educação inclusiva, não nos restou dúvidas de que as pessoas com Transtorno do Espectro Autista (TEA) têm direito a estudar em escolar regular, porém destacamos que isso é uma decisão que deve ser tomado em conjunto com terapeutas, médico assistente, pais e escola, pois é inegável que o autismo acomete pessoas nos mais variados graus de severidade e, por vezes, ainda que os pais queiram, não será na escola regular que o autista terá maior aproveitamento socioeducacional.

2. O TRANSTORNO DO ESPECTRO AUTISTA

O TEA é uma desordem do desenvolvimento neurológico que acomete 01 pessoa a cada 38 nascimentos (BERTAGLIA, 2023) e se caracteriza pela deficiência de dois domínios principais: (1) persistente deficiência na comunicação e na interação social, como: déficit de reciprocidade social, comportamentos não verbais de comunicação e habilidades no desenvolvimento, manutenção e compreensão de relacionamentos; e (2) padrões excessivamente repetitivos e insistentes de comportamentos, interesses e atividades restritas. As manifestações clínicas variam dependendo da gravidade da condição autista, do nível de desenvolvimento e da idade cronológica em que a criança é diagnosticada, uma vez que o espectro autista engloba diferentes subtipos, como o autismo infantil, autismo de Kanner, autismo de alto funcionamento, autismo atípico, transtorno global do desenvolvimento sem outra especificação, transtorno desintegrativo da infância e transtorno de Asperger (FAE et al., 2020).

ALMEIDA *et al.*, (p. 73, 2018) nos alertam que "transtorno do espectro autista (TEA) é um dos transtornos do neurodesenvolvimento mais prevalentes na infância. Caracteriza-se pelo comprometimento de dois domínios centrais: 1) déficits na comunicação social e interação social e 2) padrões repetitivos e restritos de comportamento, interesses ou atividades. A partir da 5ª edição do Manual Diagnóstico e Estatístico de Transtornos Mentais (DSM-V), de 2013, o rótulo diagnóstico TEA engloba o transtorno autista (autismo), a síndrome de Asperger, o transtorno desintegrativo da infância e o transtorno global do desenvolvimento sem outra especificação, que apareciam como subtipos do transtorno global do desenvolvimento na edição anterior, DSM-IV. A síndrome de Rett não pertence mais à mesma categoria diagnóstica, mas é uma das causas genéticas do TEA.

A interação social ocorre de forma atípica, há pouca resposta ao outro, principalmente com o contato visual, e a aproximação, muitas vezes, na tentativa de interagir, ocorre de forma inapropriada ou inadequada. Em determinadas situações sociais, como no recreio escolar ou no refeitório, é um desafio manter a reciprocidade e há uma dificuldade em entender as regras sociais e interpretá-las.

A marca do TEA é o déficit na comunicação não verbal que varia desde a total falta de expressão facial até a inexistência da integração da comunicação gestual (contato visual, sorriso, apontar, acenar com a cabeça, mandar beijo, dar de ombros) com a comunicação verbal. A linguagem receptiva, geralmente, é menos comprometida do que a linguagem expressiva em crianças altamente verbais com TEA.

A falta do brincar lúdico ou uma brincadeira com roteiro repetitivo é uma característica típica das crianças com TEA. A relação de amizade é um desafio e, quando ocorre, é usualmente por algum interesse específico de compartilhamento.

Infelizmente, as crianças com TEA são vulneráveis a provocações e ao *bullying*. A capacidade de imaginar ou de compreender o ponto de vista do outro ou formar a autorrepresentação da realidade é denominada, no campo de estudo da cognição, de teoria da mente. Acredita-se que as características cognitivas de indivíduos com TEA decorrem da ausência de teoria da mente.

Há uma diversidade de sintomas e um espectro de intensidade destes nos indivíduos com TEA. Uma manifestação bastante comum é o déficit de coordenação motora, que se manifesta principalmente como dificuldade em realizar movimentos de coordenação motora fina, no uso de ferramentas e no aprendizado de habilidades motoras complexas.

O padrão de comportamento, de interesses ou de atividades restritos e repetitivos pode ocorrer de várias formas:

- Discurso repetitivo comum ou a repetição de perguntas feitas ao indivíduo (ecolalia) – pode ser imediata ou após a criança ter ouvido uma frase de televisão ou ter memorizado alguma conversa.
- Movimentos estereotipados, que ocorrem sempre que a criança está empolgada ou chateada, como sacudir as mãos, bater palmas, correr sem um objetivo, balançar o tronco, pedalar, ranger os dentes, andar na ponta dos pés, assumir posturas desconfortáveis e estranhas ou repetir ações como abrir e fechar a porta ou acender e apagar a luz etc.
- Reação exagerada ou diminuída a dor ou temperatura.
- Interesse intenso por alguns estímulos ao redor, como luzes, padrões e movimentos.
- Rigidez extrema ou rituais relacionados com cheiros, texturas e aparência da comida são comuns e podem causar restrição alimentar excessiva.

O início dos sintomas pode se tornar aparente no primeiro ano de vida, ou pode ocorrer um desenvolvimento normal até 12-18 meses de idade, e então sobrevém a regressão da linguagem e/ou das habilidades sociais, o que ocorre em até 30% dos casos.

O mais típico é acontecer uma parada no desenvolvimento após os 6 meses de idade, como um platô, ou ocorrer a desaceleração do desenvolvimento acompanhado de alguma perda das habilidades na comunicação social, como a atenção conjunta, afeto compartilhado e uso da linguagem".

2.1 AUTISMO E APRENDIZAGEM

O ingresso na escola é um marco importante no desenvolvimento das crianças. Não apenas para o aprendizado em si, mas também pelo desenvolvimento social e pela formação do ser humano como um todo (SILVA, 2012).

Para a pessoa com autismo a escola é muito mais que absorção de aprendizado conteudista, é socialização, é aprender a viver em sociedade, com pessoas de sua idade, a receber voz de comando de outras pessoas, não apenas de seus pais e cuidadores, é se sentir incluído, é viver sua diferença em sociedade.

Ao conviver em sala de aula com alguém com deficiência, todos ganham socialmente, pois a pessoa com deficiência se sente pertencendo a um grupo social e as pessoas neurotípicas aprendem a ser seres humanos mais servidores e passam a compreender, desde cedo, as limitações e ansiedades das pessoas incluídas.

Sendo a educação um direito de todos e não apenas de pessoas neurotípicas, a inclusão de pessoas com autismo na rede regular de ensino público e privado é uma troca social importante para todos os membros daquele grupo, inclusive para os professores e escolas.

O professor não pode dizer que não está apto a ensinar para pessoas com autismo, pois ele é professor de pessoas, com ou sem deficiência; a escola não pode recusar matrículas de pessoas com autismo sob a alegação de que seu objetivo acadêmico não está pautado no ensino de pessoas com deficiência, mas em proporcionar mais oportunidades para seus alunos serem aprovados nas melhores universidades do país, isso porque o ensino no Brasil é na perspectiva da educação inclusiva (MEC, 2008).

E mais, o ensino privado no Brasil é um serviço público autorizado, ou seja, quando alguém se propõe a abrir uma escola deve apresentar projetos arquitetônicos e pedagógicos de acordo com as políticas educacionais brasileiras, que são na perspectiva da educação inclusiva, ou seja, sabem que terão alunos com deficiência e devem estar preparadas para ensiná-los. As escolas que foram fundadas anteriormente à política educacional brasileira de 2008 (na perspectiva da educação inclusiva) devem se adaptar à nova política por serem uma atividade de prestação de serviço público autorizado, ou seja, agem por delegação de competência e são submetidas à fiscalização escolar, justamente para saber se estão agindo em conformidade com as políticas brasileiras de educação.

As escolas têm uma liberdade vigiada de atuação, podem fazer tudo aquilo que não é proibido pelo direito educacional brasileiro, desde que sigam as diretrizes e matrizes educacionais que a sociedade brasileira, por meio de seus representes políticos, elegeu como boa, firma, justa e valiosa para a educação de seu povo e, essa escolha, foi na perspectiva da educação inclusiva.

Camargo e Bosa (2009, p.66) nos alertam que "a interação com outras crianças da mesma faixa etária proporciona contextos sociais que permitem vivenciar experiências que dão origem à troca de ideias, de papéis e o compartilhamento de atividades que exigem negociação interpessoal e discussão para a resolução de conflitos. No grupo de pares, emergem as regras que estruturam as atividades de cooperação e competição. Desse modo, a qualidade das interações com iguais e a competência social influenciam-se mutuamente. É, sobretudo, através da investigação sobre as relações entre pares que se evidenciam as diferenças individuais na competência social. Dessa forma, os companheiros representam uma fonte de relações imprescindível, provendo um contexto adicional único e poderoso que influencia as diferenças individuais durante o desenvolvimento social de qualquer criança.

Lemos, Salomão e Agripino-Ramos (2014, p. 118-119) destacam que "autores como Silva e Mulick abordam a importância de um diagnóstico precoce, considerando que a idade em que a criança começa a receber intervenções apropriadas representa um dos elementos essenciais para um melhor prognóstico em termos de seu desenvolvimento. Sobre o tratamento dessas crianças, Choto destaca a fusão entre a terapia e a educação, pontuando a interdisciplinaridade como um elemento indispensável para obtenção de melhores resultados. Ademais, a autora discorre a respeito da integração de métodos pedagógicos e psicológicos como sendo fundamental para obtenção de avanços na intervenção terapêutica, apontando melhor socialização e desenvolvimento geral da criança.

Tendo em vista os aspectos abordados, entende-se que as áreas de interação social, comunicação e comportamento se articulam intimamente no desenvolvimento humano desde a mais tenra idade. Considerando que os indivíduos com autismo apresentam prejuízos nessas áreas, cabe aos profissionais, que com eles trabalham, utilizarem estratégias que contemplem a aquisição de habilidades que são pré-requisitos para que outras se efetivem.

Nesse sentido, destaca-se a escola como um dos espaços que favorecem o desenvolvimento infantil, tanto pela oportunidade de convivência com outras crianças quanto pelo importante papel do professor, cujas mediações favorecem a aquisição de diferentes habilidades nas crianças. De acordo com Höher Camargo e Bosa, o contexto escolar oportuniza contatos sociais, favorecendo o desenvolvimento da criança autista, assim como o das demais crianças, na medida em que convivem e aprendem com as diferenças. Silva e Facion afirmam que os demais alunos irão se enriquecer por terem a oportunidade de conviver com o diferente. Já Fiaes e Bichara pontuam a escola regular como um contexto no qual a criança com dificuldades encontra modelos mais avançados de comportamentos para seguir.

Vygotsky, em seus estudos sobre defectologia, já afirmava os benefícios da inserção de crianças com deficiência mental em grupos homogêneos, podendo as crianças mais capazes atuarem como mediadoras no processo de aprendizagem. Tais trocas remetem ao conceito de mediação, que, segundo Lemos, Salomão e Agripino-Ramos, (2014, p. 116) *apud* Vygotsky (2007), desempenha um papel fundamental, em que as trocas que a criança estabelece com outras crianças e com os adultos exercem funções importantes para o desenvolvimento e a aprendizagem".

Por certo se faz importante destacar que o autismo acomete as pessoas de diversas formas que pode ser em grau leve, moderado ou de forma mais agressiva (autismo clássico), esse último com maior grau de comprometimento. Então há certos indivíduos com autismo que não vão se beneficiar do ensino regular como podem ser beneficiados pelo ensino especial. Os pais de pessoas com autismo querem ver seus filhos integrados ao ambiente escolar e isso é compreensível, porém não é no ensino regular que alguns autistas podem ter o melhor rendimento, mas essa é uma decisão que não cabe somente a escola ou a família de forma isolada tomar, é preciso que seja feito um conselho entre família, escola, equipe terapêutica e médico assistente para que a criança ou adolescente com o autismo não seja prejudicado pelos sentimentos e ansiedades dos pais de desejarem que ele esteja integrado ao ensino regular e nem pela política de ensino das escolas de não aceitarem alunos com deficiência cognitiva. A busca pela proteção integral e melhor interesse da criança será ditada por esse conselho multidisciplinar que, tecnicamente, dirá onde esse aluno especial terá melhores chances de aprendizado e socialização, se no ensino tradicional ou no ensino regular.

Segundo Wuo (2019), de acordo com Guareschi, Alves e Naujorks, o autismo foi incorporado nas políticas educacionais a partir de 1994, com a Política Nacional de Educação Especial (PNEE), sendo inserido na categoria de condutas atípicas, definidas como manifestações de comportamento típicas de portadores de síndromes e quadros psicológicos, neurológicos, ou psiquiátricos que ocasionam atrasos no desenvolvimento e prejuízos no relacionamento social, em grau que requeira atendimento educacional especializado.

O termo "condutas atípicas", criticado por sua generalidade, pela ênfase na conduta e por dificultar a identificação de quadros que são diversos, foi substituído, na PNEEPEI, pela terminologia oficial — transtornos globais do desenvolvimento —, conforme a quarta edição do Manual Diagnóstico e Estatístico de Transtornos Mentais (DSM IV-TR). Organizado pela Associação Americana de Psiquiatria (APA), o DSM IV apresenta as seguintes classificações para o autismo: síndrome de Rett, autismo infantil, síndrome de Asperger, transtorno desintegrativo da infância, transtorno global do desenvolvimento sem outra especificação.

Dentre as orientações para a educação das pessoas com TEA, reforça-se a garantia de escolarização em escolas comuns e do Atendimento Educacional Especializado (AEE), afirmando-se como principais diretrizes: a intersetorialidade das ações e das políticas; a participação e o monitoramento de políticas públicas voltadas para as pessoas com TEA; a atenção integral às suas necessidades de saúde; o estímulo à sua inserção no mercado de trabalho; a responsabilidade do poder público quanto à informação pública sobre o TEA; o incentivo à formação e à capacitação de profissionais especializados; e o estímulo à pesquisa científica.

3. O DIREITO EDUCACIONAL BRASILEIRO NA PERSPECTIVA DA EDUCAÇÃO INCLUSIVA E AS PESSOAS COM AUTISMO

Conforme falamos nas linhas acima, a educação no Brasil é na perspectiva da educação inclusiva. Isso significa que, a PNEE, na perspectiva da educação inclusiva, tem como objetivo assegurar a inclusão escolar de alunos com deficiência, transtornos globais do desenvolvimento e altas habilidades/superdotação, orientando os sistemas de ensino para garantir: acesso ao ensino regular, com participação, aprendizagem e continuidade nos níveis mais elevados do ensino; transversalidade da modalidade de educação especial desde a educação infantil até a educação superior; oferta do atendimento educacional especializado; formação de professores para o atendimento educacional especializado e demais profissionais da educação para a inclusão; participação da família e da comunidade; acessibilidade arquitetônica, nos transportes, nos mobiliários, nas comunicações e informação; e articulação intersetorial na implementação das políticas públicas (BRASIL, 2008).

O movimento mundial pela educação inclusiva é uma ação política, cultural, social e pedagógica, desencadeada em defesa do direito de todos os estudantes de estarem juntos, aprendendo e participando, sem nenhum tipo de discriminação. A educação inclusiva constitui um paradigma educacional fundamentado na concepção de direitos humanos, que conjuga igualdade e diferença como valores indissociáveis, e que avança em relação à ideia de equidade formal ao contextualizar as circunstâncias históricas da produção da exclusão dentro e fora da escola. Ao reconhecer que as dificuldades enfrentadas nos sistemas de ensino evidenciam a necessidade de confrontar as práticas discriminatórias e criar alternativas para superá-las, a educação inclusiva assume espaço central no debate acerca da sociedade contemporânea e do papel da escola na superação da lógica da exclusão. A partir dos referenciais para a construção de sistemas educacionais inclusivos, a organização de escolas e classes especiais passa a ser repensada, implicando uma mudança estrutural e cultural da escola para que todos os estudantes tenham suas especificidades atendidas (BRASIL, 2018).

O caput do Artigo 209 e seus incisos da Constituição Federal de 1988[1] são cristalinos ao afirmar que o ensino é **livre à iniciativa privada**, devendo, contudo, obedecer às regras gerais da educação, **ser autorizado e ter sua qualidade avaliada pelo poder público**. Logo, entende-se que essa liberdade econômica é limitada e pode ser mitigada de acordo com o interesse público, ou seja, a liberdade de empresa é preservada em razão da livre escolha da atividade, porém os meios para o desempenho dessa atividade econômica é que é regulado pelo estado, podendo ser limitado de acordo com os interesses sociais e com exploração sujeita ao poder de polícia estatal.

Dessa forma, segue abaixo um quadro no qual se encontra parte da legislação educacional de cumprimento obrigatório pelas escolas públicas e privadas:

1 CRFB - Art. 209. O ensino é livre à iniciativa privada, atendidas as seguintes condições:
I - cumprimento das normas gerais da educação nacional;
II - autorização e avaliação de qualidade pelo Poder Público.

LEGISLAÇÃO	DISPONÍVEL/SITE
A Política Nacional de Educação Especial na perspectiva da educação inclusiva (MEC, 2008).	http://portal.mec.gov.br/arquivos/pdf/politicaeducespecial.pdf.
Resoluções da Câmara de Educação Básica e do Pleno do Conselho Nacional de Educação (CNE) sobre educação especial.	http://portal.mec.gov.br/index.php?option=com_content&view=article&id=12812&Itemid=866
Publicações do Ministério da Educação (MEC) sobre educação especial na perspectiva da educação inclusiva.	http://portal.mec.gov.br/index.php?option=com_docman&view=download&alias=-16690-politica-nacional-de-educacao-especial-na-perspectiva-da-educacao-inclusiva--05122014&Itemid=30192;
O Atendimento Educacional Especializado (AEE) como parte do processo da educação inclusiva.	As pessoas com autismo têm direito ao AEE, após as aulas na turma regular, por força do inciso III do Art. 208 da CF/88 c/c inciso III do Art. 54 do ECA c/c Decreto 7.611/2011 c/c Parecer CNE/CEB 13/2009 c/c RESOLUÇÃO CNE/CEB 04/2009 c/c Art. 29 da RESOLUÇÃO CNE/CEB Nº04/2010. O atendimento educacional especializado foi instituído pela Constituição Federal de 1988, no inciso III do Art. 208, e definido pelo Art. 2º do Decreto nº 7.611/2011. Segundo o disposto na LDB (Lei nº 9.394/1996), a educação especial deve ser oferecida preferencialmente na rede regular de ensino, havendo, quando necessário, serviços de apoio especializado (Art. 58). Veja também Nota técnica 62/2011/MEC/SECADI/DPEE, que orienta os sistemas de ensino sobre cumprimento do Decreto nº 7.611/2011.
Item 4.4 do anexo à Lei 13.005/14 - PNE.	Garantir atendimento educacional especializado em salas de recursos multifuncionais, classes, escolas ou serviços especializados, públicos ou conveniados, nas formas complementar e suplementar, a todos(as) os(as) alunos(as) com deficiência**, transtornos globais do desenvolvimento** e altas habilidades ou superdotação, matriculados na rede pública de educação básica, conforme necessidade identificada por meio de avaliação, ouvidos a família e o aluno

Inciso III do Art. 28 da Lei 13.146/15 _ Estatuto da Pessoa com Deficiência	Projeto pedagógico que **institucionalize o atendimento educacional especializado**, assim como os demais serviços e adaptações razoáveis, para atender às características dos estudantes com deficiência e garantir o seu pleno acesso ao currículo em condições de igualdade, promovendo a conquista e o exercício de sua autonomia

3.1 OBRIGATORIEDADE DE PREFERÊNCIA NA MATRÍCULA DO ALUNO COM AUTISMO NA REDE PÚBLICA E PRIVADA DE ENSINO

Além de toda política educacional brasileira ser na perspectiva da educação inclusiva, para as pessoas com deficiência e, principalmente as com TEA, objeto de nosso estudo, no estado do Rio de Janeiro, a Lei Estadual/RJ 6708/14 garante a reserva de duas vagas por turma e por escola. E, quanto a todo território nacional, vide NOTA TÉCNICA Nº 20 / 2015 / MEC / SECADI / DPEE.

A Lei Estadual/RJ 6708/14 teve sua constitucionalidade questionada no Tribunal de Justiça do Estado do Rio de Janeiro por meio do Mandado de Segurança 0048770-34.2014.8.19.0000[2], impetrado pelo SINDICATO DOS ESTABELECIMENTOS DE ENSINO NO ESTADO DO RIO DE JANEIRO e foi negada pelo seguinte entendimento:

> Considerando que a inclusão e reserva de vagas aos portadores de autismo faz parte do programa de conscientização, já que o portador do transtorno tem condições de estudar e precisa do espaço para conviver com outros, não se verifica na hipótese a presença

2 https://tj-rj.jusbrasil.com.br/jurisprudencia/374042191/mandado-de-seguranca-ms--48770342014819000-rio-de-janeiro-tribunal-de-justica/inteiro-teor-374042200?ref=juris-tabs

dos requisitos que autorizam a concessão da liminar pretendida. (WUO, 2019, p. 212)

Dessa forma, há no estado do Rio de Janeiro, a lei ordinária estadual 6.708/14[3], que obriga a matrícula no ensino regular de, no mínimo, dois autistas por turma, sob pena da recusa constituir crime punível com reclusão de 2 (dois) a 5 (cinco) anos e multa, na forma do inciso I do Art. 8 da Lei Federal 7.853/89.

No âmbito federal, o item 4.8 do anexo à Lei 13.005/14[4] — Plano Nacional de Educação, determina que as escolas devem garantir a oferta de educação inclusiva, vedada a exclusão do ensino regular sob alegação de deficiência e promovida a articulação pedagógica entre o ensino regular e o atendimento educacional especializado.

O Art. 28, inciso II do Estatuto da Pessoa com Deficiência - Lei 13.146/15[5] determina o aprimoramento dos sistemas educacionais,

3 **Art. 2°** Os estabelecimentos de ensino das Redes Púbicas e Privadas de Educação ficam obrigadas a incluírem em seu ensino regular crianças ou adolescentes portadores do Transtorno do Espectro Autista.

Parágrafo único Para a inclusão que se refere o caput do presente artigo, os estabelecimentos de ensino deverão reservar o mínimo de 2 vagas por turma.

Art.3° O Canal de Relacionamento da Secretaria de Estado de Educação será utilizado para reclamações de pais e familiares, na recusa de matrícula para alunos com Transtorno do Espectro do Autista na Rede Pública e Privada de Educação. **Parágrafo único.** A recusa importará aos responsáveis as penas cominadas no art. 8°, inciso I da Lei Federal n°. 7.853/1989.

4 Lei 13.005/14 - PNE. Meta 4 item 4.8) garantir a oferta de educação inclusiva, vedada a exclusão do ensino regular sob alegação de deficiência e promovida a articulação pedagógica entre o ensino regular e o atendimento educacional especializado. Disponível em http://www.planalto.gov.br/ccivil_03/_ato2011-2014/2014/lei/l13005.htm#anexo. Acesso em 29/09/2020

5 Art. 28. Incumbe ao poder público assegurar, criar, desenvolver, implementar, incentivar, acompanhar e avaliar:

(...)

II - aprimoramento dos sistemas educacionais, visando a garantir condições de acesso, permanência, participação e aprendizagem, por meio da oferta de serviços e de recursos de acessibilidade que eliminem as barreiras e promovam a inclusão plena;

visando garantir condições de acesso, permanência, participação e aprendizagem, por meio da oferta de serviços e de recursos de acessibilidade que eliminem as barreiras e promovam a inclusão plena.

O inciso I do Art. 8 da Lei 7.853/89[6], que dispõe sobre o apoio às pessoas com deficiência e sua integração social, expressa que não é permitido ao estabelecimento de ensino recusar, suspender, procrastinar, cancelar ou fazer cessar, sem justa causa, a inscrição de aluno em estabelecimento de ensino de qualquer curso ou grau, público ou privado, por motivos derivados da deficiência que porta, sob as penas fixadas no caput do Art. 8º da Lei 7.853/89, que é de 03 (três) a 05 (cinco) anos de reclusão.

Portanto, de acordo com a legislação brasileira, a pessoa com autismo tem direito a frequentar a escola regular, cabendo a equipe multidisciplinar terapêutica, ao médico assistente, à família e a escola definir, conjuntamente, se o melhor para o desenvolvimento educacional e a socialização da pessoa com TEA é a escola regular, a especial, o *homeschooling* etc.

3.2 PARTICIPAÇÃO DA FAMÍLIA NO PROCESSO PEDAGÓGICO DA EDUCAÇÃO INCLUSIVA DE FORMA INDIVIDUAL

No Brasil, a Constituição Federal, em seu Art. 205, expressa que a família também é parte no processo de uma educação para todos: "A educação, direito de todos e dever do Estado e da família, será promovida e incentivada com a colaboração da sociedade, visando ao pleno desenvolvimento da pessoa, seu preparo para o exercício da cidadania e sua qualificação para o trabalho".

6 Art. 8º Constitui crime punível com reclusão de 2 (dois) a 5 (cinco) anos e multa:
I - recusar, cobrar valores adicionais, suspender, procrastinar, cancelar ou fazer cessar inscrição de aluno em estabelecimento de ensino de qualquer curso ou grau, público ou privado, em razão de sua deficiência;

Os pais e responsáveis têm direito a ter ciência do processo pedagógico, bem como participar da definição das propostas educacionais, conforme preceitua o parágrafo único do Art. 53 do ECA[7].

Ademais, o item 4.12 do anexo à Lei 13.005/14 – PNE, dispõe que:

> Promover a articulação intersetorial entre órgãos e políticas públicas de saúde, assistência social e direitos humanos, **em parceria com as famílias**, com o fim de desenvolver modelos de atendimento voltados à continuidade do atendimento escolar, na educação de jovens e adultos, **das pessoas com deficiência e transtornos globais do desenvolvimento** com idade superior à faixa etária de escolarização obrigatória, **de forma a assegurar a atenção integral ao longo da vida. (g.n)** (BRASIL, 2014).

A meta quatro e seus itens do anexo do PNE Lei 13.005/14 tem por finalidade universalizar, para a população de 4 (quatro) a 17 (dezessete) anos com deficiência, transtornos globais do desenvolvimento e altas habilidades ou superdotação, o acesso à educação básica e ao atendimento educacional especializado, preferencialmente na rede regular de ensino, com a garantia de um sistema educacional inclusivo, de salas de recursos multifuncionais, classes, escolas ou serviços especializados, públicos ou conveniados.

---

7 Art. 53. A criança e o adolescente têm direito à educação, visando ao pleno desenvolvimento de sua pessoa, preparo para o exercício da cidadania e qualificação para o trabalho, assegurando-se lhes:

Parágrafo único. É direito dos pais ou responsáveis ter ciência do processo pedagógico, bem como participar da definição das propostas educacionais.

Diferente não é a determinação do inciso VIII do Art. 28 da Lei 13.146/15 — Estatuto da Pessoa com Deficiência — ao expressar que incumbe ao poder público assegurar, criar, desenvolver, implementar, incentivar, acompanhar e avaliar "a participação dos estudantes com deficiência e de suas famílias nas diversas instâncias de atuação da comunidade escolar" (BRASIL, 2015).

Moschini e Schmidt (2019) nos alertam que o modelo das pirâmides invertidas proposto por Hornby apresenta duas pirâmides invertidas unidas pelas bases e explica o envolvimento dos pais na perspectiva dos pais e professores. Uma das pirâmides apresenta a hierarquia das necessidades dos pais, a outra, a hierarquia de suas habilidades e possíveis contribuições. As duas pirâmides apresentam níveis de necessidades e habilidades dos pais. O modelo mostra a heterogeneidade dos pais em relação às necessidades e habilidades.

Destacam ainda, citando Bhering e De Nez (2002), que o reconhecimento de que nem todos os pais querem ou podem contribuir com a escola/creche ou com o processo educativo da mesma forma ou que nem todos precisam de orientação é uma das características do modelo de Hornby. Para isso, para ser reconhecido pela instituição é preciso que a comunicação flua constantemente oportunizando as trocas de informação em prol de uma parceria.

FIGURA II

MODELO DE ENVOVIMENTO DE PAIS

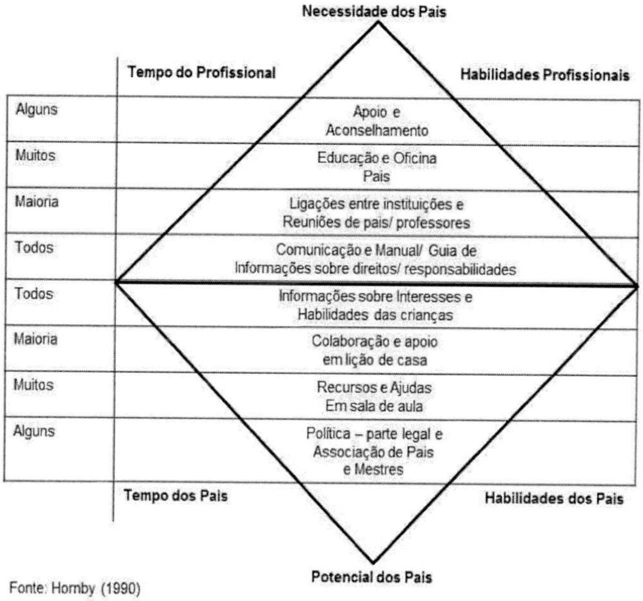

Fonte: Hornby (1990)

Assim, é inconteste na legislação brasileira a participação das famílias no processo pedagógico da educação inclusiva da pessoa com autismo de forma individualizada.

3.3 A EXIGÊNCIA DA LEGISLAÇÃO BRASILEIRA DE QUE AS ESCOLAS TENHAM EM SEU CORPO DOCENTE PROFESSORES ESPECIALIZADOS EM EDUCAÇÃO INCLUSIVA

Como veremos nas linhas abaixo, as escolas e os professores já deveriam estar preparados para a educação inclusiva, fato que ainda não ocorre, seja por resistência das escolas e, por vezes, dos próprios professores que dizem não ter aptidão para trabalhar com pessoas com deficiência.

Contudo, conforme já foi exaustivamente demonstrado, essa não é uma opção da escola e tampouco do professor, pois as escolas devem seguir a matriz educacional brasileira que é na perspectiva da educação inclusiva e o professor ministrar aulas para os alunos da escola sem qualquer tipo de discriminação.

O quadro abaixo mostra a legislação educacional que obriga as escolas a ter em seu corpo docente professores especializados em educação inclusiva:

LEGISLAÇÃO	CONTEÚDO
§4º do Art. 24 do Decreto 3.298/99	Art. 24. Os órgãos e as entidades da Administração Pública Federal direta e indireta responsáveis pela educação dispensarão tratamento prioritário e adequado aos assuntos objeto deste Decreto, viabilizando, sem prejuízo de outras, as seguintes medidas: § 4º A educação especial contará com equipe multiprofissional, com a adequada especialização, e adotará orientações pedagógicas individualizadas.
A LDB — Lei De Diretrizes e Bases Da Educação – 9394/96 - III do Art. 59.	Art. 59. Os sistemas de ensino assegurarão aos educandos com deficiência, transtornos globais do desenvolvimento e altas habilidades ou superdotação: III - professores com especialização adequada em nível médio ou superior, para atendimento especializado, bem como professores do ensino regular capacitados para a integração desses educandos nas classes comuns.
item 4.3 do anexo à Lei 13.005/14 – PNE	4.3) implantar, ao longo deste PNE, salas de recursos multifuncionais e fomentar a formação continuada de professores e professoras para o atendimento educacional especializado nas escolas urbanas, do campo, indígenas e de comunidades quilombolas.
Art. 28 da Lei 13.146/15 incisos: X, XI e XIV.	X - adoção de práticas pedagógicas inclusivas pelos programas de formação inicial e continuada de professores e oferta de formação continuada para o atendimento educacional especializado; XI - formação e disponibilização de professores para o atendimento educacional especializado, de tradutores e intérpretes da Libras, de guias intérpretes e de profissionais de apoio; XIV - inclusão em conteúdos curriculares, em cursos de nível superior e de educação profissional técnica e tecnológica, de temas relacionados à pessoa com deficiência nos respectivos campos de conhecimento.

Nas séries de educação infantil no município do Rio de Janeiro há a orientação do Conselho Municipal de Educação, por meio da **Deliberação n°24 de 03/12/2013**[8], que fixa normas para atendimento na educação especial nas instituições de educação infantil e que, nos incisos do §1 de seu Art. 5°, determina:

> Art.5º À instituição compete manter em seu Quadro Permanente, dentre os docentes, um profissional especializado em Educação Especial, como orientador das adequações do trabalho escolar às características do aluno com deficiência, transtornos globais do desenvolvimento ou altas habilidades/superdotação.
> §1º Entende-se como profissional especializado aquele:
> I. formado em curso Normal com Estudos Adicionais em Educação Especial, ou;
> II. formado em Faculdade de Pedagogia, com habilitação em Educação Especial, ou;
> III. portador de certificado de pós-graduação stricto sensu ou lato sensu em Educação Especial ou Educação Inclusiva, ou;
> IV. que comprovar experiência de 10 (dez) anos em Educação Especial em estabelecimentos de ensino autorizados, ou;
> V. que comprovar experiência de 10 anos, com atualização em cursos de formação continuada em Educação Especial.

Não restam dúvidas que a legislação brasileira exige das escolas um corpo docente especializado em educação inclusiva e a resistência das escolas é injustificável sob o aspecto do direito educacional.

8 https://www.rio.rj.gov.br/dlstatic/10112/3503369/4113371/DeliberacaoCME_24_12_12.pdf. Acesso em 29/09/2020.

3.4 MEDIAÇÃO ESCOLAR: PARTE DO PROCESSO DA EDUCAÇÃO INCLUSIVA

Segundo Mousinho (2010), o mediador é aquele que, no processo de aprendizagem, favorece a interpretação do estímulo ambiental, chamando a atenção para os seus aspectos cruciais, atribuindo significado à informação recebida, possibilitando que a mesma aprendizagem de regras e princípios sejam aplicados às novas aprendizagens, tornando o estímulo ambiental relevante e significativo, favorecendo o desenvolvimento. O mediador pode levar a criança a detectar variações por meio da diferenciação de informações sensoriais, como visão, audição e outras; reconhecer que está enfrentando um obstáculo e identificar o problema. Pode também contribuir para que a criança tome mais iniciativa mediante diferentes contextos, sem deixar que esse processo siga automaticamente, e encoraja a criança a ser menos passiva no ambiente.

Ainda segundo Mousinho (2010), a principal função do mediador é ser o intermediário entre a criança e as situações vivenciadas por ela, em que se depare com dificuldades de interpretação e ação. Logo, o mediador pode atuar como intermediário nas questões sociais e de comportamento, na comunicação e linguagem, nas atividades e/ou brincadeiras escolares, e nas atividades dirigidas e/ou pedagógicas na escola. O mediador também atua em diferentes ambientes escolares, como na sala de aula e nas dependências da escola, e nos passeios escolares que forem de objetivo social e pedagógico. Também pode acompanhar a criança ao banheiro, principalmente se estiver com objetivo de desfralde, auxiliando nos hábitos de higiene, promovendo independência e autonomia no decorrer da rotina. Isso poderá ser acordado junto à equipe escolar, se esta tiver auxiliar de turma, para que não aconteça conflito nas ações. Também é importante adaptar a estrutura física para organizar objetos no entorno, evitando grandes distratores ou exposição daqueles que representam manias é uma ação igualmente relevante. Mediadores escolares também prestam apoio aos professores em sala de aula, eles ajudam com as atividades e os trabalhos de adaptação individualizada, a fim de permitir que os professores ganhem tempo com as demais atividades do dia a dia, e podem ajudar e apoiar as crianças na aprendizagem e aplicação de material de classe, ainda proporcionam aos alunos uma atenção individual, quando os alunos estão tendo dificuldades com o material proposto para o resto do grupo.

Algumas adaptações curriculares podem ser feitas seguindo a proposta do professor da turma e das terapias de apoio. Para tanto, é necessário conversar com a equipe terapêutica para que as ações sejam coerentes e uniformes. A parceria entre mediador e escola favorece o estabelecimento de metas realistas no que se refere ao desenvolvimento, como também possibilita avaliar a criança de acordo com suas próprias conquistas. Como mostra a literatura, o mediador deveria ser encarado como um profissional que assume o papel de auxiliar na inclusão do aluno com deficiência e não o papel de professor principal da criança. Ele deveria ser visto como mais um agente de inclusão, na medida em que ele teria circulação pela instituição, produzindo questionamentos na equipe escolar e estando sempre atento a quando e como deve fazer sua entrada em sala de aula, sem permanecer ali esquecido e excluído junto com o aluno. Cabe ressaltar que o mediador pode assumir o papel de ser um apoio para que a criança seja incluída em um processo educacional que, de outra maneira, ou seja, sem uma pessoa diretamente a apoiando numa relação um para um, poderia ser desestruturante e insuportável, tanto para a escola quanto para o aluno com deficiência.

A legislação pátria contempla o mediador para as pessoas com autismo conforme tabela abaixo:

LEGISLAÇÃO	TEXTO	DISPONÍVEL EM
CONVENÇÃO DA ONU SOBRE OS DIREITOS DAS PESSOAS COM DEFICIÊNCIA 2007 – ratificado pelo Congresso Nacional por meio do Decreto Legislativo nº 186, de 9 de julho de 2008, em conformidade com o procedimento previsto no § 3º do Art. 5º da Constituição da República Federativa do Brasil, em vigor para o Brasil, no plano jurídico externo, desde 31 de agosto de 2008, e promulgados pelo Decreto nº 6.949, de 25 de agosto de 2009, data de início de sua vigência no plano interno tem status de emenda constitucional.	As pessoas com deficiência têm direito às adaptações razoáveis de acordo com as suas necessidades individuais; apoio necessário (didático, paradidático, tecnológico e humano*), com vistas a facilitar sua efetiva educação; medidas de apoio individualizadas e efetivas a serem adotadas em ambientes que maximizem o seu desenvolvimento acadêmico e social, de acordo com a meta de inclusão plena (no caso expresso na Política de Educação Especial na Perspectiva da Educação Inclusiva – documento MEC/2008*); Profissionais capacitados e equipes atuantes em todos os níveis de ensino. Essa capacitação deverá incorporar a conscientização da deficiência e a utilização de modos, meios e formatos apropriados de comunicação aumentativa e alternativa, e técnicas e materiais pedagógicos, como apoios (vide art. 24 item 02, alíneas C, D e E e item 04). *acréscimos nossos	http://www.planalto.gov.br/ccivil_03/_Ato2007-2010/2009/Decreto/D6949.htm

INCISO V e XVII DO ART. 28 DO ESTATUTO DA PESSOAS COM DEFICIÊNCIA LEI 13.146/2015.	Art. 28. Incumbe ao poder público assegurar, criar, desenvolver, implementar, incentivar, acompanhar e avaliar: V - adoção de medidas individualizadas e coletivas em ambientes que maximizem o desenvolvimento acadêmico e social dos estudantes com deficiência, favorecendo o acesso, a permanência, a participação e a aprendizagem em instituições de ensino; XVII - oferta de profissionais de apoio escolar.	http://www.planalto.gov.br/ccivil_03/_ato2015-2018/2015/lei/l13146.htm

A mediação escolar não é um projeto puramente pedagógico, ela faz parte do tratamento de saúde mental da pessoa com autismo, tanto na parte pedagógica como na cognitiva comportamental. O mediador é uma peça do tratamento multiprofissional que a síndrome do autismo demanda.

Por isso, é evidente que a escola não pode alijar as famílias no processo de escolha do mediador, pelo simples motivo do inciso XVII do Art. 28 da LBI utilizar o termo "disponibilizar", mas se as famílias têm o seu próprio mediador é esse quem deve acompanhar o aluno autista.

Chegamos a essa conclusão pelo fato de a doutrina vigente ser a da proteção integral. Ela parte da concepção de que as normas que tratam de crianças e de adolescentes, além de concebê-los como cidadãos plenos, devem reconhecer que estão sujeitos à proteção prioritária, uma vez que estão em desenvolvimento biológico, social, físico, psicológico e moral. Significa garantir a toda criança e adolescente todos os direitos fundamentais garantidos pela Constituição Federal e pelo Estatuto da Criança e do Adolescente. Portanto, sempre devem ser observados os princípios da condição peculiar da pessoa em desenvolvimento e do melhor interesse da criança e do adolescente.

A mediação escolar é ligada diretamente à questão da saúde mental e desenvolvimento social e pedagógico do aluno com autismo. A vida e a saúde são considerados direitos fundamentais (Art. 5° caput da CRFB) da criança e do adolescente, já que estes estão em idade de desenvolvimento e, será proibida qualquer tentativa de ceifar o seu direito ao desenvolvimento sadio e harmonioso, fundamentais para sua condição digna de existência. O direito à vida e a saúde são os mais fundamentais de todos os direitos, já que se constitui em pré-requisito à existência e ao exercício de todos os demais direitos.

3.5 DIREITO À MATRÍCULA GEORREFERENCIADA

A legislação brasileira proíbe a recusa de matrícula escolar de pessoas com TEA em instituição de ensino, tanto pública como privada. Ademais, em razão das especificidades da síndrome do espectro do autismo, quanto mais tempo ele levar em trânsito no trajeto casa - escola - casa, aumenta o nível de irritabilidade e desatenção dos autistas. Então, para pessoas com TEA, estudar perto de casa é mais uma questão de saúde do que propriamente pedagógica.

As famílias de pessoas com TEA podem invocar o inciso V do Art. 53 do ECA[9], que garante o direito de matrícula do aluno de forma georreferenciada, ou seja, na escola mais próxima de sua residência, invocando também o direito de preferência das pessoas com deficiência.

9 Art. 53. A criança e o adolescente têm direito à educação, visando ao pleno desenvolvimento de sua pessoa, preparo para o exercício da cidadania e qualificação para o trabalho, assegurando-se lhes:
V - Acesso à escola pública e gratuita, próxima de sua residência, garantindo-se vagas no mesmo estabelecimento a irmãos que frequentem a mesma etapa ou ciclo de ensino da educação básica.

4. CONCLUSÃO

A famosa meta 4 do Plano Nacional de Educação (PNE), lei decenal 2014-2024, contém 15 itens que são diretivas para a educação inclusiva no decênio 2014-2024, para a educação inclusiva.

O plano também passou a ser considerado o articulador do Sistema Nacional de Educação e, diante desse contexto, não há como se pensar em educação no Brasil de forma desarticulada ou dissociada do PNE, isso ocorre em razão dos objetivos do sistema educacional no Brasil ter como prioridade a construção de metas alinhadas ao PNE. O Sistema Nacional de Educação (SNE) tem por objetivo alinhar o sistema educacional em todas as unidades da federação de forma a suprir a lacunas existentes que ainda estão dissociadas das metas do PNE.

A meta 4 do PNE tem por objetivo e como diretriz (e aqui é um dever ser para União, Estados e Municípios), para pessoas com deficiência, universalizar o acesso à educação básica e ao atendimento educacional especializado, preferencialmente na rede regular de ensino, com a garantia de sistema educacional inclusivo.

Ademais, a Política Nacional de Educação Especial (PNEE), na perspectiva da educação inclusiva, orienta os sistemas de ensino para garantir o acesso, a participação e a aprendizagem dos estudantes, em classes comuns, bem como os serviços da educação especial nas escolas regulares, de forma transversal a todos os níveis, etapas e modalidades.

Ou seja, já não se discute que as pessoas com autismo têm direito à educação nas escolas regulares, o que de fato se discute é o tipo de escola que será melhor para o autista conviver, se regular, especial ou por meio de homeschooling, lembrando que as diretrizes para se tomar essa decisão são: prioridade absoluta, melhor interesse e proteção integral. Essa decisão deve ser tomada por meio de um conselho formado pela família, pela equipe terapêutica e pelo médico assistente do autista e da escola.

Referências

ALMEIDA, S. S. de A. *et al.* Transtorno do Espectro Autista. **Resid Pediatr**, v. 8, 2018. Disponível em https://residenciapediatrica.com.br/detalhes/345/transtorno%20do%20espectro%20autista. Acesso em: 13 nov. 2023.

BHERING, E.; NEZ, T. B. de. Envolvimento de pais em creche: possibilidades e dificuldades de parceria. Psicologia: Teoria e Pesquisa, v. 18, n. 1, p. 63-73. Jan./Abr. 2002. Apud MOSCHINI, R.; SCHMIDT, C. **Relações entre Família, Escola e a Inclusão de Pessoas com Autismo** 2019. Disponível em https://www.ufsm.br/app/uploads/sites/373/2019/02/RELA%C3%87%C3%95ES_ENTRE_FAM%C3%8DLIA_ESCOLA_E_A_INCLUS%C3%83O_DE_PESSOAS_COM_AUTISMO.pdf. Acesso em: 13 nov. 2023.

BRASIL. [Constituição (1988)]. **Constituição da República Federativa do Brasil de 1988**. Brasília, DF: Presidência da República, [2020]. Disponível em http://www.planalto.gov.br/ccivil_03/constituicao/constituicao.htm. Acesso em: 13 nov. 2023.

BRASIL. **Lei nº 7.853, de 24 de outubro de 1989**. Dispõe sobre o apoio às pessoas portadoras de deficiência, sua integração social, sobre a Coordenadoria Nacional para Integração da Pessoa Portadora de Deficiência - Corde, institui a tutela jurisdicional de interesses coletivos ou difusos dessas pessoas, disciplina a atuação do Ministério Público, define crimes, e dá outras providências. Presidência da República, 1989. Disponível em: http://www.planalto.gov.br/ccivil_03/leis/l7853.htm. Acesso em: 13 nov. 2023.

BRASIL. **Lei n° 8.068, de 13 de julho de 1990**. Dispõe sobre o Estatuto da Criança e do Adolescente e dá outras providências. Presidência da República, 1990. Disponível em http://www.planalto.gov.br/ccivil_03/leis/l8069.htm. Acesso em: 13 nov. 2023.

BRASIL. **Lei n° 9.394, de 20 de dezembro 1996**. Estabelece as diretrizes e bases da educação nacional. Presidência da República, 2009. Disponível em: http://www.planalto.gov.br/ccivil_03/leis/l9394.htm. Acesso em: 13 nov. 2023.

BRASIL. **Lei nº 10.406, de 10 de janeiro de 2002**. Institui o código civil. Brasília, DF: Presidência da República, 2002. Disponível em: https://www.planalto.gov.br/ccivil_03/leis/2002/l10406compilada.htm. Acesso em: 13 nov. 2023.

BRASIL. **Lei n° 12.764, de 27 de dezembro de 2012**. Institui a Política Nacional de Proteção dos Direitos da Pessoa com Transtorno do Espectro Autista. Presidência da República, 2012. Disponível em: http://www.planalto.gov.br/ccivil_03/_ato2011-2014/2012/lei/l12764.htm. Acesso em: 13 nov. 2023.

BRASIL. **Lei n° 13.005, de 25 de junho de 2014**. Aprova o Plano Nacional de Educação - PNE e dá outras providências. Presidência da República, 2014. Disponível em http://www.planalto.gov.br/ccivil_03/_ato2011-2014/2014/lei/l13005.htm. Acesso em: 13 nov. 2023.

BRASIL. **Lei n° 13.146, de 6 de julho de 2015**. Institui a Lei Brasileira de Inclusão da Pessoa com Deficiência (Estatuto da Pessoa com Deficiência). Presidência da República, 2015. Disponível: https://www.planalto.gov.br/ccivil_03/_ato2015-2018/2015/lei/l13146.htm. Acesso em: 13 nov. 2023.

CAMARGO, S. P. H.; BOSA, C. A. Competência social, inclusão escolar e autismo: revisão crítica da literatura. **Psicol. Soc.**, Florianópolis, v.21, n.1, Jan./Apr. 2009. Disponível em https://www.scielo.br/scielo.php?script=sci_arttext&pid=S0102-71822009000100008. Acesso em: 13 nov. 2023.

ESTADO DO RIO DE JANEIRO. **LEI n° 6.708 de 13 de março de 2014**. Cria o programa de conscientização e obriga a inclusão e reserva de vagas na rede pública e privada de educação no estado do Rio de Janeiro para crianças e adolescentes com transtorno do espectro autista. Estado do Rio de Janeiro, 2014. Disponível em http://alerjln1.alerj.rj.gov.br/contlei.nsf/e9589b9aabd9cac8032564fe0065abb4/ad3c053a556f852883257c9f006977ce?OpenDocument. Acesso em: 13 nov. 2023.

FAÉ, Isabela Galizzi *et al.* Diagnóstico diferencial entre transtornos de espectro autista e transtorno específico de linguagem receptivo e expressivo: uma revisão integrativa. **Rev Med Minas Gerais**, v. 28, n. Supl 6, p. S280609, 2018. Acesso em: 13 nov. 2023.

OBJETIVO da Política Nacional de Educação Especial na Perspectiva da Educação Inclusiva. In: GRUPO DE TRABALHO DA POLÍTICA NACIONAL DE EDUCAÇÃO ESPECIAL. **Política Nacional de Educação Especial na Perspectiva da Educação Inclusiva**. Brasília, 2008. Disponível em http://portal.mec.gov.br/arquivos/pdf/politicaeducespecial.pdf. Acesso em: 13 nov. 2023.

______________. **Política Nacional de Educação Especial na Perspectiva da Educação Inclusiva**. Documento MEC/SECADI. Disponível em http://portal.mec.gov.br/arquivos/pdf/politicaeducespecial.pdf

LEMOS, E. L. de M. D.; SALOMÃO, N. M. R.; AGRIPINO-RAMOS, C. S. Inclusão de crianças autistas: um estudo sobre interações sociais no contexto escolar. ***In* Rev. bras. Educ, Marília**, v.20, n.1, Jan./Mar. 2014. Disponível em https://www.scielo.br/scielo.php?script=sci_arttext&pid=S1413-65382014000100009. Acesso em: 13 nov. 2023.

MOSCHINI, R.; SCHMIDT, C. **Relações entre Família, Escola e a Inclusão de Pessoas com Autismo**. [S. l., s. n.]: 2019. Disponível em https://www.ufsm.br/app/uploads/sites/373/2019/02/RELA%C3%87%C3%95ES_ENTRE_FAM%C3%8DLIA_ESCOLA_E_A_INCLUS%C3%83O_DE_PESSOAS_COM_AUTISMO.pdf. Acesso em: 13 nov. 2023.

MOUSINHO, R. *et al.* Mediação escolar e inclusão: revisão, dicas e reflexões. **Revista Psicopedagogia**, São Paulo, v. 27, n. 82, 2010. Disponível em: http://pepsic.bvsalud.org/pdf/psicoped/v27n82/v27n82a10.pdf. Acesso em: 13 nov. 2023.

PAIVA JÚNIOR, F. Novos números do CDC mostram que os diagnósticos de autismo continuam crescendo, abrangendo todas as classes, raças e etnias. **Revista Autismo**, 2020. Disponível em: https://www.revistaautismo.com.br/destaque/prevalencia-de-autismo-nos-eua-sobe-10-agora-e-1-para-54/#:~:-text=Novos%20n%C3%BAmeros%20estat%C3%ADsticos%20publicados%20hoje,cada%20dois%20anos%20no%20pa%C3%ADs. Acesso em: 13 nov. 2023.

SILVA, A. B. B.; GAIATO, M. B.; REVELES, L. T. **Mundo singular**: entenda o autismo. Rio de Janeiro: Objetiva, 2012.

WHO, A. S. Educação de pessoas com transtorno do espectro do autismo: estado do conhecimento em teses e dissertações nas regiões Sul e Sudeste do Brasil (2008-2016). **Saude soc**, n. 28, v. 3, Jul-Sep 2019. Disponível em https://www.scielo.br/scielo.php?script=sci_arttext&pid=S0104-12902019000300210. Acesso em: 13 nov. 2023.

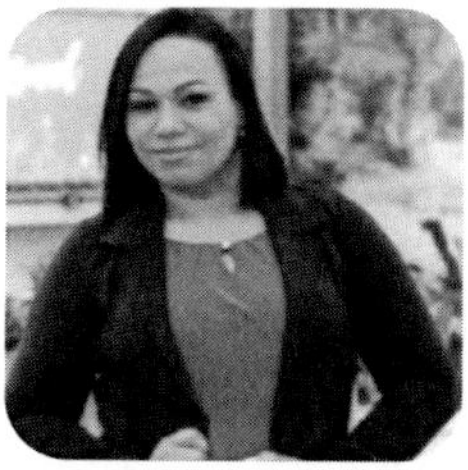

As dificuldades das questões jurídicas do autismo

Autora: Deisimar Estolano

Advogada e mãe de autista

Tudo começou em uma consulta de rotina, quando levamos nosso filho Miguel a sua primeira consulta com a pediatra. No momento da consulta do Miguel, Arthur também quis entrar no consultório e, com a permissão da pediatra, ele entrou. No decorrer da consulta, observei que a pediatra estava olhando muito para o Arthur e, no final, ela pediu para que eu marcasse uma consulta para ele, para que a mesma o atendesse. Sem entender o motivo, não retruquei e marquei a consulta. No dia marcado, a pediatra me fez uma pergunta: "Mãe, você sabe o que é autismo?". E eu de pronto respondi: "Já ouvi falar, mas nunca me aprofundei sobre o assunto!". Após isso, a pediatra deu um encaminhamento para que o meu filho Arthur fosse ao psiquiatra.

Na consulta com o psiquiatra, ele me orientou a observar meu filho por 30 dias e tudo que eu percebesse de diferente anotasse em um papel. Pois bem, assim eu fiz! Mas parece que naquele momento foi tirada uma venda dos meus olhos e eu passei a enxergar o Arthur como ele realmente é, e não como eu queria enxergá-lo. Passados 30 dias, retornei ao psiquiatra com uma lista com mais de 10 itens que, no meu ponto de vista, fugiam da normalidade. O psiquiatra avaliou tudo que escrevi e encaminhou o Arthur para uma avaliação com outros profissionais. Sem ainda entender tudo que estava acontecendo, eu e meu esposo ficamos muito preocupados, vivemos o nosso momento de "luto", mas logo após começamos as terapias na fase de investigação.

Arthur é bastante funcional, o que fez com que o seu laudo demorasse um pouco, pois haviam dois profissionais em discordância, sendo necessário buscar uma terceira opinião. Em setembro de 2020, Arthur iniciou a avaliação neuropsicológica para uma investigação mais precisa. Essa avaliação teve durabilidade de 8 semanas, até que no dia 19/11/2020, recebemos o laudo que comprovava o Transtorno do Espectro Autista (TEA) no Arthur. Foi então que "arregaçamos as mangas" e fomos à luta!

Desde então, comecei aplicar o meu conhecimento acadêmico para ajudar o meu filho e outras famílias. Sou advogada, formada desde 2007, pós-graduada em Direito e Processo do Trabalho, em 2009, e, após o laudo do Arthur, fiz minha segunda pós-graduação em Direito Previdenciário. Em 2021, fui convidada para realizar a minha primeira LIVE para falar dos direitos das pessoas com TEA. Logo em seguida, em 2022, realizei algumas palestras em escolas, igrejas e também no Serviço Social do Comércio (SESC). Atualmente, atendo dezenas de famílias, as quais oriento sobre os direitos das pessoas com TEA. E a minha mais nova conquista é escrever este capítulo, no qual irei abordar alguns direitos das pessoas com TEA.

DIREITOS DAS PESSOAS COM TEA

As pessoas com TEA têm alguns direitos elencados na Constituição Federal de 1988 e mais alguns outros direitos específicos em leis federais, estaduais e municipais. As crianças e adolescentes com TEA contemplam todos os direitos previstos no Estatuto da Criança e Adolescente (Lei 8.069/90). A Lei Federal 12.764/2012 (Berenice Piana) criou a Política Nacional de Proteção dos Direitos da Pessoa com Transtorno do Espectro

Autista, que estabelece o direito a diagnóstico precoce, tratamento, terapias e medicamento pelo Sistema Único de Saúde (SUS); o acesso à educação, à proteção social, ao trabalho e a serviços que propiciem a igualdade de oportunidades. Foi essa lei que definiu que a pessoa com TEA é considerada pessoa com deficiência, para todos os efeitos legais. As pessoas com TEA também possuem os mesmos direitos elencados na Lei 13.146/15 (Estatuto da Pessoa com Deficiência), bem como nas normas internacionais assinadas pelo Brasil, como a Convenção das Nações Unidas sobre os Direitos das Pessoas com Deficiência (Lei nº 6.949/2000). Vejamos alguns desses direitos a seguir.

- **DIREITO À SAÚDE**: a Lei Berenice Piana (12.764/2012) dispõe como direito da pessoa com TEA o diagnóstico precoce; o atendimento multiprofissional; a nutrição adequada e a terapia nutricional; os medicamentos; informações que auxiliem no diagnóstico e no tratamento. O diagnóstico precoce ajuda a melhorar as habilidades, a comunicação da criança, além do estímulo para o seu desenvolvimento, por isso a importância desse diagnóstico. O atendimento multiprofissional é aquele realizado por diferentes profissionais da área da saúde, que trabalham juntos para oferecer um serviço eficaz. A nutrição adequada e a terapia nutricional é um conjunto de medidas adotadas para se alcançar uma alimentação de qualidade, a fim de proporcionar saúde ao indivíduo.
- **DIREITO À LAZER**: a pessoa com autismo e seu acompanhante têm direito ao benefício da meia-entrada nos estabelecimentos destinados à lazer, tais como: parques, cinemas, zoológicos, teatros, dentre outros. Além disso, a pessoa com TEA e seus acompanhantes têm direito à fila prioritária, independentemente do nível de suporte. No Brasil, existem alguns estabelecimentos que oferecem sessões de cinema adaptadas às pessoas com TEA, devido a desregulação sensorial que alguns autistas apresentam.

• **DIREITO AO ATENDIMENTO PRIORITÁRIO**: como já mencionado, as pessoas com TEA são consideradas pessoas com deficiência, tendo o direito a receber atendimento prioritário, na proteção e socorro; no atendimento em todas as instituições e serviços público; na disponibilização de recursos, tanto humanos quanto tecnológicos, que garantam atendimento em igualdade de condições com as demais pessoas; na disponibilização de pontos de parada, estações e terminais acessíveis de transporte coletivo de passageiros e garantia de segurança no embarque e no desembarque; no acesso a informações e disponibilização de recursos de comunicação acessíveis; no recebimento de restituição de imposto de renda; na tramitação processual e procedimentos judiciais e administrativos em que for parte ou interessada. É importante ressaltar, que os direitos a atendimento prioritário são extensivos ao acompanhante da pessoa com deficiência ou ao seu atendente pessoal. Mas fazer valer esse direito, muitas vezes, causam-nos transtornos, pois como um próprio jargão diz "autista não tem cara" e por isso são vítimas de preconceitos.

• **DIREITO À ISENÇÃO DE IPVA**: como mãe atípica, sei bem como é essa rotina com terapias, atividades, escola, consultas etc., e é claro que um carro facilita bastante essa rotina. Sabemos que para manter um veículo existem alguns custos, dentre eles o Imposto sobre a Propriedade de Veículos Automotores (IPVA). O IPVA é cobrado pelos estados e por isso cada estado estabelece suas regras de forma individual, portanto, para solicitar a isenção do IPVA, é necessário acessar o site da secretaria de fazenda do estado onde o veículo está licenciado.

• **DIREITO À VAGA RESERVADA EM ESTACIONAMENTO**: o Estatuto da Pessoa com Deficiência garante o direito à vaga reservada em estacionamento aberto ao público. Essas vagas devem ser reservadas próximas aos acessos de circulação de pedestres, devidamente sinalizadas.

Quando for estacionar, faça uso dessas vagas reservadas. É importante mencionar que é necessário emitir a credencial de beneficiário, pois, caso contrário, seu veículo será multado e até guinchado. Essa credencial de beneficiário deve ser emitida e fornecida pelos órgãos de trânsito e é válida em todo território nacional.

- **DIREITO AO DESCONTO NAS PASSAGENS AÉREAS**: já ouviu dizer que as empresas aéreas concedem descontos para pessoa com autismo ou para o seu acompanhante? Sim! Esse desconto está regulamentado pela Resolução nº 280, de julho de 2013 da Agência Nacional de Aviação Civil (ANAC), que dispõe sobre os procedimentos relativos à acessibilidade de passageiros com necessidade de assistência especial ao transporte aéreo. Esses descontos chegam até a 80% de desconto do valor integral da passagem aérea.

- **DIREITO À GRATUIDADE DE TRANSPORTE PÚBLICO**: as pessoas com TEA comprovadamente carentes têm direito ao passe livre, isto é, o transporte gratuito interestadual. Para fazer jus a esse direito, é necessário ir até a secretaria de transporte municipal.

- **DIREITO AO BENEFÍCIO PREVIDENCIÁRIO**: toda pessoa com deficiência que provar que não possui meios de prover o seu sustento, nem tê-lo provido por sua família, tem direito a um benefício chamado Benefício de Prestação Continuada (BPC), instituído pela Lei Orgânica de Assistência Social nº 8.742/93. Mas não é tão simples assim, pois é necessário preencher alguns pré-requisitos. Vejamos: possuir renda per capita (renda por pessoa) não superior a 1/4 do salário mínimo em vigor; ter nacionalidade brasileira (nato ou naturalizado) ou indígena; ter endereço residencial fixo no Brasil; e não receber outro benefício (exceto Bolsa Família). Cabe ressaltar que, para solicitar o benefício, é imprescindível ter o laudo médico atualizado, contendo a Classificação Internacional de Doenças (CID).

• **DIREITO À EDUCAÇÃO**: o acesso das pessoas com TEA em escolas regulares está garantido em lei, e a negativa de matricular uma pessoa (seja ela criança ou adolescente) com autismo em qualquer escola pública ou privada, em razão da deficiência, é uma ilegalidade. Para combater esse tipo de ilegalidade, faz-se necessário acionar os órgãos competentes.

• **DIREITO À ACOMPANHANTE ESPECIALIZADO (MEDIADOR)**: a Lei Berenice Piana (12.764/2012) assegura que nos casos em que houver necessidade comprovada, a pessoa com autismo que está regularmente matriculada em uma instituição de ensino, terá direito à acompanhante especializado. O principal papel do acompanhante especializado ou mediador é fazer a intermediação do aluno com o professor, além da adaptação das atividades e avaliações para a "linguagem" da pessoa com TEA. Ocorre que muitas instituições de ensino descumprem essa regra. Em alguns casos, como nas redes de ensino particulares, exige-se que os gastos com a contratação desses profissionais sejam pagos pelos pais. Já nas escolas da rede pública há a carência de profissionais qualificados para acompanhar o desenvolvimento do aluno com TEA. Na prática, o que se vê é um esforço gigantesco por parte dos pais para conseguir uma educação eficaz, em que haja desenvolvimento na comunicação, competências e habilidades, relacionadas aos aspectos pedagógicos.

• **DIREITO À CARTEIRA DE IDENTIFICAÇÃO DA PESSOA COM TEA (CIPTEA)**: uma novidade trazida pela Lei Romeo Mion (Lei n. 13.977/2020) é o direito de emissão da carteira de identificação da pessoa com TEA. Esse documento tem o objetivo de facilitar a identificação de uma pessoa com autismo na sociedade, bem como assegurar a celeridade no cumprimento de seus direitos. O documento é expedido por órgãos estaduais, distritais e municipais que executam a política nacional de direitos da pessoa com TEA.

entre cores

Relatos e intervenções na

AUTISMO

CAPÍTULO 7

A VIDA ESCOLAR DO AUTISTA

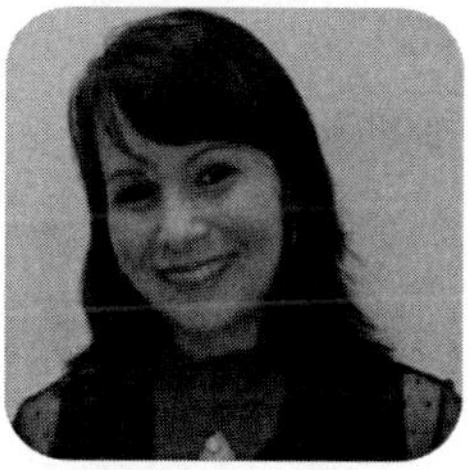

O aprendizado escolar no Transtorno do Espectro Autista (TEA)
Autora: Alessandra Machado
Especialidade: Psicóloga e neuropsicóloga

Psicóloga Clínica e Institucional. Pedagoga.
Especialista em Psicossomática Contemporânea; Neurociência aplicada à Educação; Neuropsicologia e Reabilitação; Educação Especial e Inclusiva.
Professora e Coordenadora de cursos de Pós graduação pelo CBI of Miami (plataforma online educacional).
Autora do livro "Cérebro e Afetividade: potencializando uma aprendizagem significativa ", pela Editora WAK.
Menstranda em Intervenção Psicológica no Desenvolvimento Humano e na Educação (Funiber).

Nós, seres humanos, somos todos diferentes uns dos outros, independentemente de existir ou não um diagnóstico. Somos sujeitos cerebrais únicos, singulares, biopsicossociais. E, estamos inseridos numa pluralidade que são os contextos sociais, familiares e educacionais. Quando há um diagnóstico, essa singularidade fica ainda mais potencializada, o que **não** significa um ponto final no desenvolvimento humano, mas sim um ponto de partida para novas estratégias que otimizem o bom funcionamento cerebral e uma boa qualidade de vida nos diversos aspectos: sociais, emocionais, educacionais etc.

Quando falamos em processo de aprendizagem escolar em relação ao autismo, precisamos salientar, em primeiro lugar, alguns aspectos importantes. Como ocorre a aprendizagem? Como o ambiente familiar pode atuar de forma qualitativa? Como transformar esse processo em algo funcional e prazeroso?

É importante ressaltar que **TODOS** têm direitos, independentemente de dificuldades e habilidades, a uma aprendizagem cognitiva, motora, afetiva e social, e a escola precisa se comprometer em planejar aulas e atividades para atender às necessidades dessa diversidade.

Com os conhecimentos da neurociência aplicada à educação, sabe-se que a criança aprende a partir das experiências, da estrutura emocional e do amadurecimento neurobiológico das células. Do ponto de vista cerebral e subjetivo, os seres humanos chegam incompletos ao mundo e precisam de estímulos e de motivação para que ocorra um desenvolvimento pleno. O cérebro é altamente plástico e vai sendo moldado de acordo com as diversas experiências. No cérebro humano, existe um sistema dedicado à motivação e à recompensa. Quando o sujeito cerebral é motivado positivamente por algo, a região responsável pelos centros de prazer produz dopamina. A ativação dessa área gera bem-estar, que mobiliza a atenção e reforça o interesse do sujeito por aquilo que o afetou.

Por isso, é imprescindível que o processo de ensino e aprendizagem seja prazeroso, significativo e tenha sentido em cada detalhe. Para entender melhor como se dá o processo de aprendizagem em relação ao autismo, é importante compreender como ocorre o funcionamento cerebral, para que, então, possamos relacionar os aspectos educacionais.

No cérebro autista, a arquitetura cerebral se encontra alterada, apresentando um processamento diferente das informações, ficando dessincronizado, com isso há uma lentidão no entendimento dos comandos de algumas tarefas, principalmente as que envolvem habilidades sociais, integração, eixo motor, eixo da comunicação e alguns aspectos cognitivos. Como o autismo traz um prejuízo na percepção social, o cérebro precisa de maior apoio e suporte para reconhecer, elaborar, antecipar, processar e responder de maneira harmoniosa a um contexto com vários estímulos ao mesmo tempo. Reconhecendo essas características é de extrema importância para que possamos potencializar uma aprendizagem mais funcional e qualitativa para os sujeitos atípicos, mostrando que é possível alcançar resultados positivos e satisfatórios, tudo vai depender do envolvimento dos educadores, da escola, da família e da parceria com os terapeutas que participam do processo terapêutico no dia a dia.

Nas escolas, pessoas com TEA, assim como as demais pessoas com algum tipo de deficiência, precisam de meios e modelos diferenciados e específicos que possam servir de base para uma boa condução de sua aprendizagem e de seu conforto no contato com os demais educandos. Dentro das mais variadas estratégias, é importante ressaltar que cada criança com TEA tem características únicas e, ao mesmo tempo, uma enorme variabilidade de comportamentos e de reações dentro dos espaços que envolvam pessoas e imposições sociais. Assim, o processo de ensino e aprendizagem deve ocorrer dentro de um programa educacional individualizado, que respeita as características e individualidades e direciona todas as ações a partir de como o educando chega à escola. A interação do educador e educando é de suma importância e, para que essa interação ocorra, é necessário conhecer o aluno que chega até você. Adquirir o máximo de informações com a família e com os terapeutas é de suma importância para que o trabalho no espaço educacional evolua gradativamente com qualidade. Por isso, é sempre bom lembrar que família, escola e terapeutas não são adversários, mas sim parceiros.

Naturalmente, a adaptação curricular deve respeitar a idade cronológica e o nível maturacional das crianças. Abaixo dos 5 anos de idade, a prioridade é intervir nos possíveis atrasos de desenvolvimento e nos déficits em pré-requisitos para decodificação da leitura, da escrita e da matemática, assim como também intervir na integração, adaptação, socialização e na comunicação funcional. A equipe da escola precisa se capacitar com frequência para que possa estar preparada para ajudar e intervir com qualidade e embasamento.

Via de regra, educandos com TEA têm a capacidade de memorização e aprendizagem quando usam caminhos visuais planos, apoio com elementos concretos e por meio de estímulos que estão associados ao seu hiperfoco. Por causa da variedade de sintomas do espectro, pode haver exceções, mas, em linhas gerais, deve-se evitar formas abstratas e o uso de caminhos hipotéticos e sem sentido. Também não se deve esperar que o educando por conta própria perceba nas entrelinhas o objetivo do que se pretende ensinar, pois autistas podem apresentar grande dificuldade em compreender linguagens sociais, contextuais, subliminares e expressões idiomáticas, que são aquelas que fazem alusão a algum fato que não é dito de forma direta, por exemplo. Por isso, quanto mais alinhadas as equipes estiverem, melhor serão as adaptações e principalmente o dia a dia da criança na escola.

Lembrando que estar no espaço escolar não necessariamente significa que a criança está aprendendo, ela precisa se sentir pertencente ao espaço, à sua turma e à toda rotina do ambiente educacional e das práticas pedagógicas. Afinal, o ambiente escolar é um espaço muito importante que simula, em muitos aspectos, a nossa sociedade, com suas regras, limites, interações, histórias vividas, compartilhamento, atenção, reciprocidade, treino das frustrações, aquisições de diversos tipos de linguagens, hierarquias, aspectos socioemocionais, atividades lúdicas, físicas, artísticas e cognitivas. Enfim, tudo que todas as crianças atípicas e neurotípicas precisam para se desenvolverem. Mas, pensando nas crianças atípicas, para que esse desenvolvimento possa ocorrer sem maiores prejuízos, é necessário que haja de verdade o processo inclusivo diário. Para isso, ações precisam ser realizadas no cotidiano.

Podemos citar aqui, três principais ações:

- Ação institucional: envolve os aspectos físicos da escola, a capacitação e atualização de educadores e gestores, o uso de materiais adequados e adaptados sempre que necessário, assim como o suporte de um profissional de mediação dependendo no nível de suporte que o educando precisa. Envolve também estruturas organizacionais e tecnologias assistivas, entrevistas e atendimentos com os pais e terapeutas, assim como a confecção do Plano Educacional Individualizado (PEI).
- Ação social: ações que favoreçam empatia e habilidades socioemocionais, desenvolvimento da comunicação, educação de autodefesa e prevenção ao *bullying*.
- Ação que envolve adaptação curricular: suporte nos processos de veiculação dos conteúdos, aprendizagem dentro do nível de escolaridade, eleição de prioridades (do básico ao mais complexo, do potencial para as limitações, dos meios mais motivadores para os mais enfadonhos), uso de modelos de educação estruturada e de avaliações adequadas para cada caso.

Portanto, a melhor inclusão é aquela na qual se busca medidas de intervenção que sejam funcionais e significativas para reduzir prejuízos no desenvolvimento e algumas inabilidades das crianças e dos adolescentes atípicos e, com isso, proporcionar a esses educandos a possibilidade de ter mais potencialidades do que limitações no futuro.

Como vimos no início deste texto, cada pessoa é única, assim como cada sujeito com TEA é único, cada qual tem suas peculiaridades. Cada um tem uma mente única, que deve ser entendida, respeitada e amada acima de tudo. Para isso, é preciso conhecer e se aprofundar em informações de qualidade.

Se pegarmos a obra de Vygotsky como referencial teórico para trabalhar questões importantes do ensino e aprendizagem de indivíduos com TEA, entenderemos de forma mais consistente que esse processo deve contemplar uma criteriosa relação entre professor/mediador, cotidiano e formação de conceitos, possibilitando o encontro das experiências do dia a dia no contexto em que ocorram para a formação de novos conceitos, quer sejam acadêmicos ou não. Com isso, o educador precisa explorar sua sensibilidade, a fim de perceber quais são os significados construídos por seus educandos.

Trazendo para a realidade, isso significa valorizar o que cada educando já traz consigo enquanto experiências e vivências, assim como visionar o que eles poderão alcançar de forma significativa e real. Vygotsky (1997) afirma que não é a dificuldade que a criança tem que a define, mas o modo como é vista. A escola, para o aluno com TEA, é fundamental, uma vez que ele depende desta para o seu desenvolvimento, isto é, das condições concretas de aprendizagem. Portanto, para Vygotsky, o desenvolvimento e a aprendizagem são fatores distintos, mas que estão interligados, sendo preciso considerar o nível de desenvolvimento já conquistado e o nível de desenvolvimento proximal que se deseja alcançar, e conquistar isso com o apoio de pessoas que ajudem a potencializar suas habilidades e autonomia. Isso, principalmente para as crianças atípicas, é fundamental. Por isso, todos os profissionais envolvidos no processo educacional e no processo terapêutico, assim como a família, são de extrema importância na vida de um indivíduo com TEA para que seja possível a aproximação do que se deseja atingir em cada eixo do desenvolvimento.

No ambiente educacional, é preciso estar atento para que a inclusão de fato aconteça diariamente e não ocorram episódios de isolamento, fobias, ansiedade e agressividade, muito comuns em crianças atípicas quando estão se sentindo fora do contexto. A dificuldade mais grave que um indivíduo com TEA enfrenta nas escolas regulares sem o devido preparo é a integração sensorial, já que a forma como eles sentem o mundo ao seu redor é diferente das demais pessoas, como já vimos anteriormente. Por isso, a importância em conhecer o educando em sua totalidade e em suas singularidades.

Investir na afetividade positiva é de extrema importância: é um mito que as crianças com autismo não gostam do contato físico e de abraços. Elas têm mais dificuldade com habilidades sociais, só que por outro lado possuem mais sensibilidade a estímulos físicos (por vezes, é o abraço apertado que acalma, o toque nas costas que alivia a tensão). Já a inabilidade de olhar nos olhos pode ser superada ao receberem o apoio para que passem a demonstrar o que sentem e querem. Tudo vai depender do momento, de cada situação e de cada sujeito.

Estudos neurocientíficos mostram que quando o educador tem um olhar mais humanizado, diferenciado, acolhedor e sem julgamentos, consegue promover um ambiente mais harmônico e a aprendizagem flui de maneira mais significativa e amorosa. Com isso, esse processo de torna mais prazeroso para todos e traz um significado concreto para o dia a dia acadêmico, reforçando memórias afetivas positivas que serão levadas para além da vida acadêmica.

Os contínuos estudos da neurociência aplicada à educação oferece, portanto, aos educadores (e a todos nós) grandes possibilidades de desvendar as particularidades do cérebro humano e de compreender, inicialmente, como o cérebro aprende e interage. Não é diferente com relação aos sujeitos atípicos. Todos podem aprender, tudo vai depender das diferentes formas de oportunizar essa aprendizagem, já que existem várias formas diferentes de aprender. É imprescindível compreender e respeitar os diferentes estilos de aprendizagem: visual, auditivo e cinestésico, que farão as conexões necessárias com os neurônios. Nos sujeitos que estão dentro do espectro do autismo, outra característica importante é compreender que o cérebro funciona mais rápido em certas áreas e mais lento em outras. Isso mostra que o que chamamos de "hierarquia de tempos neurais" ocorre de uma maneira diferente no cérebro de pessoas autistas. Por isso, também, pessoas com TEA têm um processamento muito mais rápido de sinais sensoriais. E isso se torna algo importante para estar atento nos ambientes sociais e educacionais.

Um ambiente escolar inadequado para o autismo pode prejudicar muito as crianças do espectro. A dificuldade vai desde fazer com que eles se envolvam nas atividades de aprendizagem a lidar com a vida escolar diária em geral. Vale citar que essas questões podem ter um impacto duradouro sobre eles, ou seja, se estender aos próximos anos escolares e, até mesmo, acadêmicos.

É por isso que é crucial que os educadores estejam cientes das implicações educacionais do autismo e como adotar métodos eficazes de ensino para essas crianças. Ao integrar estilos de aprendizagem adequados para o autismo e aliviar qualquer desconforto na sala de aula, é possível fazer com que as crianças autistas participem do aprendizado com mais conforto e envolvimento, além de se prepararem melhor para o futuro.

Trabalhar com autistas na sala de aula pode ser um desafio, mas também incrivelmente gratificante se você souber como fornecer o apoio necessário. Seja ajudando-os a manter sua rotina, lidar com a sobrecarga sensorial ou se engajar no aprendizado de uma maneira que faça sentido para eles, saiba que as intervenções corretas os beneficiarão significativamente.

Pensando em tudo que vimos até aqui, algumas dicas são de extrema importância para que ocorra uma aprendizagem de qualidade em todas as esferas pensando nos educandos com TEA (assim como nas demais crianças atípicas):

- Explore a fala e os recursos visuais:

Mesmo que a criança não tenha comunicação verbal, é fundamental falar com ela. Essa fala precisa ser clara, direta, com poucas interjeições e sem espaço para dúvidas — ela se torna mais eficiente quando associada a gestos e expressões condizentes com o que se quer comunicar. Nessa linha, vale utilizar também os recursos visuais como imagens, fotos e sinalizações pelo ambiente escolar. Dois exemplos: no banheiro da minha sala, temos uma sequência de imagens para apoiar a higiene com independência; além disso, no próprio espaço da sala, temos imagens sobre as principais ações diárias e de deslocamentos do grupo. Tudo isso pode ajudar a naturalizar essas ações.

- Avalie os limites e as possibilidades da sensibilidade auditiva:

Nesses anos de convívio diário, entendi que uma característica bem comum das crianças com autismo é a sensibilidade auditiva. Portanto, barulhos inesperados e conversas paralelas associadas a movimentações constantes dos colegas podem desorganizar o pensamento desses pequenos, principalmente em ambientes fechados. Procure, então, investir em propostas realizadas nas áreas externas, que diluem melhor esses ruídos.

Por outro lado, a sensibilidade auditiva pode, sim, ser nossa grande aliada, visto que geralmente os pequenos com TEA são muito musicais e se interessam por instrumentos. Desse modo, algumas formas de chamar a atenção podem ser: cantar/ouvir cantigas curtas da cultura infantil, usar um pandeiro e chocalho nas brincadeiras de roda e até mesmo fazer uma entonação diferente na leitura em voz alta.

- Cuidado com o excesso de estímulos:

Um espaço carregado de estímulos, como muitos brinquedos e multiplicidade de cores, pode gerar inseguranças. Sendo assim, é importante o acompanhamento do adulto, ajudando a observar uma coisa de cada vez e garantindo tempo de qualidade para que a criança assimile todas essas informações. Em alguns casos, certas mudanças são necessárias para um maior conforto, como usar uma iluminação menos intensa, e concentrar os cartazes e informações em um espaço da sala, deixando outros mais livres de estímulos. Leve a sensibilidade sensorial em consideração, muitas crianças com autismo experimentam o que é conhecido como sensibilidade sensorial. Isso pode fazer com que eles tenham intensas reações positivas ou negativas à estimulação sensorial. Portanto, um passo útil e simples que você pode dar é tornar o ambiente da sala de aula menos sobrecarregado para eles. Como cada criança autista é diferente, você terá que aprender quais são suas sensibilidades individuais. Observe como eles reagem ao ouvir certos sons ou tocar certos tecidos e veja se seus pais ou cuidadores podem oferecer informações. Em seguida, faça o que puder para remover ou reduzir quaisquer estímulos no ambiente que lhes causem ansiedade, ou ainda reforçar os estímulos positivos. Por exemplo, se eles ficarem muito angustiados com o som do sino da escola, você pode permitir que eles coloquem fones de ouvido com cancelamento de ruído cinco minutos antes de tocar. Certifique-se de incluir essa transição na rotina.

- Equilibre a sensibilidade tátil:

A sensibilidade tátil pode ser balanceada nas vivências, o que dá oportunidade para o contato com diferentes texturas incluindo elementos da natureza, como terra e areia, os próprios materiais concretos para a brincadeira de largo alcance e alimentos em sua forma *in natura* ou em preparo. Aliás, oportunizar que a criança utilize suas mãos para levar os alimentos à boca nas refeições, contribui também para a diminuição da seletividade alimentar, muito comum entre os pequenos com autismo.

- Envolva o coletivo:

Entre as crianças bem pequenas (antes dos 3 anos) pode não ser tão comum que sintam a necessidade de compreender o que acontece com o colega com TEA, porque ainda estão muito voltadas para suas questões e interesses. No entanto, nos grupos de crianças pequenas (a partir dos 3 anos) é importante sanar as dúvidas e organizar momentos de conversa sobre as necessidades das crianças com autismo. A ideia é que eles desenvolvam maior compreensão e respeito, principalmente com os comportamentos estereotipados e eventos disruptivos, que são os momentos de crises em que é necessário que a professora faça o atendimento individualizado, em um espaço tranquilo para a ajudar a criança a se organizar.

- Estabeleça uma rotina com eles:

O mundo é muitas vezes um lugar confuso e que causa ansiedade nas crianças, e essa ansiedade pode ser especialmente intensa para os autistas. É por isso que eles encontram grande conforto em uma rotina previsível e estável. Felizmente, a natureza estruturada da escola é perfeita para isso. Mas você precisa encontrar uma maneira de deixar sua rotina diária clara para eles. Criar um cronograma visual é um método eficaz e muito utilizado para fazer isso. Você pode colocar imagens e palavras simples em um cronograma, em ordem cronológica, para descrever as atividades e transições do dia do aluno. Ter esse auxílio visual dá à criança uma sensação de segurança, ao mesmo tempo em que atua como um lembrete para aqueles que a apoiam.

• Comunique com antecedência as mudanças e transições:

Como a rotina das crianças autistas é algo crucial para seu conforto, mudanças e transições na escola podem ser muito incômodas para elas. Tais mudanças são muitas vezes inevitáveis e até necessárias na escola, mas a boa notícia é que você pode aliviar a ansiedade que elas causam preparando a criança autista com antecedência. Por exemplo, se você planeja mudar de sala em determinada semana, além de comunicar essa mudança verbalmente, leve a criança para conhecer o ambiente com alguns dias de antecedência. Adicione essa mudança ao quadro de rotina para que visualizem até o dia da mudança. Adicionar alguma previsibilidade a uma tarefa inesperada pode torná-la menos assustadora para a criança, além de proporcionar tempo para que ela se ajuste mentalmente.

• Comunique-se claramente:

Embora varie de pessoa para pessoa, o autismo pode afetar a capacidade da criança de se comunicar e interpretar os significados. É por isso que você precisa considerar cuidadosamente todas as palavras que usa e como estrutura as suas frases. Evite complicar a comunicação com metáforas e perguntas retóricas. Mantenha as conversas simples e diretas. Por exemplo, se você precisar pedir a uma criança autista para arrumar os materiais, você pode ficar tentado dizer: "Você pode começar a arrumar seus lápis e colocá-los nas gavetas, por favor?", mas uma instrução muito mais clara para eles é: "Guarde os lápis, por favor.". Se a criança responder a gestos simples, você também pode apontar para o local onde ela precisa guardar os lápis.

• Integre os interesses das crianças autistas na escola:

Uma das muitas coisas que tornam as crianças autistas únicas é como elas podem ter interesses altamente focados. Sejam montanhas-russas, eletrônicos, unicórnios ou um certo período da história, esses interesses podem ser usados como portas de entrada para o aprendizado. Apenas é preciso ter alguma criatividade e comprometimento no planejamento de sua lição. Por exemplo, se você sabe que o interesse deles são unicórnios, integre palavras e imagens relacionadas a eles em problemas de matemática e exercícios de ortografia. Algo simples como isso pode fazer uma enorme diferença no envolvimento das crianças autistas nessas atividades da escola.

• Trabalhe em conjunto com os pais/cuidadores e terapeutas:

Pais e cuidadores são os verdadeiros especialistas em seus filhos autistas. Para apoiar plenamente a criança dentro e fora da escola, você deve, portanto, coordenar e compartilhar conhecimento com eles. Ambos podem sugerir intervenções que funcionaram em casa ou na escola para a criança e podem integrá-las à sua rotina. A construção de um relacionamento mais próximo não beneficiará apenas a criança autista, mas também ajudará os pais e cuidadores a se sentirem à vontade com a educação de seus filhos. Seu compromisso de trabalhar com eles aumentará sua confiança na capacidade da escola de apoiar seus filhos.

• Trabalhe sua própria resiliência:

Mesmo quando você acredita que está fazendo tudo ao seu alcance, ensinar uma criança autista ainda pode ser um desafio. A criança e seus pais estão contando com você para fazer o seu melhor, por isso é importante aprender a se recuperar dos dias difíceis. Muitas vezes isso vem com o tempo e é importante tentar manter-se confiante e **determinado**, então cabe a você investir tempo para fortalecer sua mente. Construir um relacionamento com crianças autistas, seja na escola ou não, não é algo que não acontece da noite para o dia. É preciso tempo, dedicação e paciência. Cada erro que você comete é um *feedback* valioso para descobrir o que funciona. Você nem sempre vai acertar as coisas logo de cara e, de qualquer forma, as crianças autistas ainda são crianças e podem trazer algum desafio mesmo nos melhores momentos. Eles estão fazendo o melhor que podem com sua **visão** de mundo e com o apoio que têm disponível. Então, naqueles dias em que a criança autista está tornando a aula desafiadora e você não sabe como lidar, lembre-se de que ela provavelmente está agindo dessa forma por algum motivo. Geralmente é por causa de uma necessidade que não está sendo atendida. Depois de aprender quais são suas necessidades e se conectar com a criança, você descobrirá que as coisas podem se tornar muito mais fáceis. A sensação de realização que você ganhará ao apoiá-los superará qualquer dificuldade que você sentiu no passado.

Apoiar crianças autistas na escola pode não ser fácil, mas é uma tarefa valiosa e muito gratificante. Ajudar essas crianças a se engajarem totalmente em seu aprendizado não apenas torna a experiência educacional mais positiva, eficiente e benéfica, mas também abre caminho para um futuro em que elas possam atingir seu pleno potencial.

Um ambiente escolar inadequado para o autismo pode prejudicar muito as crianças do espectro. A dificuldade vai desde fazer com que eles se envolvam nas atividades de aprendizagem a lidar com a vida escolar diária em geral. Vale citar que essas questões podem ter um impacto duradouro sobre eles, ou seja, se estender aos próximos anos escolares e até mesmo acadêmicos. É por isso que é crucial que os educadores estejam cientes das implicações educacionais do autismo e como adotar métodos eficazes de ensino para essas crianças. Ao integrar estilos de aprendizagem adequados para o autismo e aliviar qualquer desconforto na sala de aula, é possível fazer com que as crianças autistas participem do aprendizado com mais conforto e envolvimento, além de se prepararem melhor para o futuro.

Trabalhar com autistas na sala de aula pode ser um desafio, mas também incrivelmente gratificante se cada um souber como fornecer o apoio necessário. Seja ajudando-os a manter sua rotina, lidar com a sobrecarga sensorial ou se engajar no aprendizado de uma maneira que faça sentido para eles, saiba que as intervenções corretas os beneficiarão significativamente.

Estas são as principais perguntas que todo educador pode se fazer antes de preparar uma atividade: O que desejo atingir com esta proposta? Como vou realizar esta atividade de forma mais significativa? Por que estou apresentando esta atividade para meu educando? O que desejo que ele alcance como principal objetivo?

Pensando desta forma, automaticamente o educador dará mais importância a como o cérebro aprende e, principalmente, potencializará as particularidades que estão inseridas numa pluralidade que é uma sala de aula. Os educandos, atípicos ou não, possuem centros de interesses diversos e isso se torna riquíssimo em um ambiente educacional. Aprender de formas diferentes e com as diferenças traz uma formação madura no aspecto cerebral, social e emocional. A pergunta é: Estamos dispostos a fazer a diferença na vida das outras pessoas e em nossa vida? Estamos dispostos a sair da zona de conforto e buscar por novas alternativas na área educacional? Se a resposta for positiva, então o momento de começar é agora. E, pode parecer difícil num primeiro momento, mas tenham a certeza de que não é impossível, e os resultados são surpreendentes.

"Quando a gente ensina, a gente continua a viver na pessoa que foi ensinada!"

Rubem Alves

Referências

BRITES, L.; BRITES, C. **Mentes únicas**. São Paulo: Editora Gente, 2019.

CAVACO, N. **Autismo**: o que precisamos saber?. Rio de Janeiro: Editora WAK, 2020.

CUNHA, E. **Autismo na escola**: um jeito diferente de aprender, um jeito diferente de ensinar. Rio de Janeiro: Editora WAK, 2020.

GRANDIN, T.; PANEK, R. **O cérebro autista**. Rio de Janeiro: Editora Record, 2013.

MACHADO, A.; ELIAS, M. F. **Cérebro e afetividade**: potencializando uma aprendizagem significativa. Rio de Janeiro: Editora WAK, 2021.

ORRÚ, S. E. **Autismo, linguagem e educação**. Rio de Janeiro: Editora WAK, 2012.

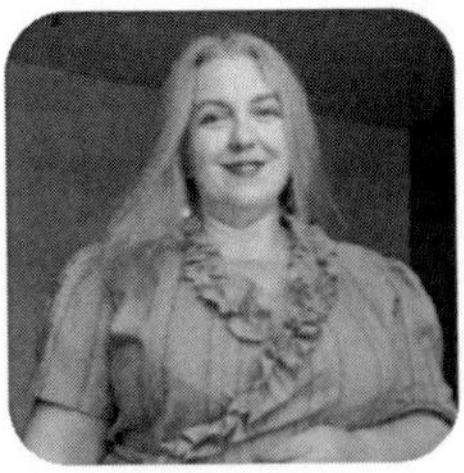

A história de Antônio
Autora: Paulinha Stell

Empresária, produtora cultural, mãe de autista.

No dia 11 de janeiro de 2012, no hospital das Clínicas em São Gonçalo, RJ, às 7h, nasceu, por parto cesárea, com 51cm e 3.550kg, Antônio Carlos Stell Pimenta, filho da Paula Daniela Stell e do Alexandre dos Santos Pimenta.

Nosso presente, Antônio, aos 2 meses já rejeitou o leite materno e, depois de muita insistência com alternativas para manter a amamentação, o pediatra entendeu por bem introduzir a fórmula. Durante esse período, introduzir sucos e frutinhas raspadas aos 4 meses foi frustrante. Logo após a comida de sal, o Antônio mostrou uma grave seletividade alimentar, sintoma que já aludia ao espectro ainda não descoberto que, inclusive, ainda mantém esse aspecto até os dias de hoje. Assim, apesar da alimentação deficiente, cresceu saudável.

Aos 2 anos, falava muito pouco e tinha alguns comportamentos que causavam podiam causar certa estranheza. Nessa fase, separei-me do seu pai e foi quando nos mudamos para o Rio de Janeiro. A partir disso, eu trabalhava e a minha filha Marcela — 15 anos mais velha do que o meu caçula e tinha 17 nesse momento — cuidava dele. Então, aos 3 anos, o Antônio ingressou na vida escolar. Esse momento foi quando os problemas começaram a se tornar mais expressivos e, a cada dia, mais graves. Aconteciam acidentes a ponto de uma vez agredir alguns colegas, em outro dia, a professora, em outro dia, destruiu o próprio material e o de um colega de classe.

Foram muitas as conversas e as reuniões. Até que um dia, a pedagoga dessa escola mais uma vez pediu uma reunião comigo e, de uma forma muito suave e amigável, orientou-me a conversar com a pediatra sobre um transtorno chamado autismo. Tal atitude me causou grande susto. Eu não sabia, não tinha parentes, amigos e nenhum tipo de conhecimento sobre tal adversidade.

Semanas depois, em uma consulta, conversei com a pediatra e, para minha surpresa, ela me disse: "Mãe, eu estava esperando o momento para te dizer que seu menino tem autismo". Lembro-me do choque e da raiva. A minha reação foi a pior possível, tal que prefiro não compartilhar o meu excesso de inconformidade com aquela profissional. Naquele momento, eu tinha pressa por um tratamento para uma cura. Mal sabia eu que não é desse jeito que funciona um transtorno do sistema motor. Mas, levando em conta tudo isso, não me contentei com a médica e decidi buscar uma 2ª e 3ª opinião. E, de uma forma mais branda, outros profissionais, além da minha pesquisa pessoal, me deram algumas explicações básicas iniciais do que seria isso.

Desde então, o Antônio continuou estudando e, mesmo com muita dificuldade de socialização, ele recebeu uma vaga na creche e logo fiz a transferência da escola para lá. Meus caros, foi a pior coisa que fiz com o Antônio. Foram apenas 20 dias e, impressionantemente, todos foram de muito aborrecimento.

Para começar, a administração não permitia que eu mandasse a refeição e o lanche dele sob a alegação de que ele precisava se adaptar e ser como as outras crianças. Era nítido que o Antônio era diferente e eles não estavam preparados para o diferente. Após 2 semanas, o Antônio emagreceu, adoeceu, nada mudou no seu paladar e o seu comportamento piorava mais e mais. Como mãe, isso foi completamente desesperador e tive que pedir à escola que o recebesse de volta. Porém, nesse ensejo abriram vagas noutra unidade escolar que era em frente à minha casa. Perfeito! Saltitei de alegria, pois era uma escola de educação infantil onde eu e sua irmã poderíamos estar sempre presentes e acompanhar tudo de perto. Nesse contexto, o Antônio começou em uma escola no bairro onde eu morava — e ainda moro — no Parque Colúmbia, em agosto de 2015. Como a maioria das coisas, no princípio era um sonho. Mas, depois de alguns dias, a minha esperança começou a se esvair com bilhetes, reclamações e todo tipo de dificuldade de adaptação do Antônio na escola.

Entretanto, o corpo docente da escola, gerido pela diretora Cláudia Souza Costa e pela coordenadora pedagógica Michelle Araújo, agiam todos com muito cuidado e preocupação para oferecer o melhor possível para o Antônio. Todavia, era tudo novo, mas mesmo assim estávamos unidos num propósito como rede de apoio para ele. À vista disso, junto com a professora do momento, as duas estavam sempre me informando sobre tudo o que ele fazia e, por várias vezes, fui a escola estressada ou demasiado irritada. Mas, a calma e a sabedoria dessas duas eram sempre maiores do que o meu desespero emocional. Nisso, elas conseguiram se colocar no meu lugar, tentavam me entender e, aos poucos, foram me ensinando como eu poderia ajudar no que estava ao meu alcance.

Em uma nova consulta, finalmente recebi um laudo em que estava atestado o CID de autismo e, então, apresentei-o à secretária e solicitei a presença de um profissional de mediação escolar. Levou alguns meses até que o mediador fosse contratado e, infelizmente, o ano letivo acabou sem sucesso. No entanto, tão logo as aulas retornaram, em 2017, conseguimos um mediador, a professora Daiane Brandão, que surgiu na vida do Antônio como um presente e que prestou toda a assistência necessária para ele iniciar seu desenvolvimento intelectual. Ela, juntamente com os outros professores, pedagogos e diretores — Cláudia e Michele— desenvolveram um trabalho de muita boa vontade e comprometimento com grande qualidade na educação do Antônio, o que foi um diferencial tanto em sua vida escolar quanto na minha.

A percepção e o entusiasmo do Antônio em gostar de assistir vídeos veio muito por parte da professora Daiane, que gravava vídeos com ele em todas as suas aulas no celular dela e me mandava. Até que um dia, ela me perguntou se poderia continuar fazendo isso com o Antônio, porque, de forma lúdica, podia brincar que estava na televisão e, em consequência disso, ele se concentrava mais. Certamente fui muito a favor e eles continuaram com os vídeos.

Infelizmente, não tenho mais esses vídeos hoje. Agora, além do desenvolvimento dele em compreensão e assimilação, o que resta desse momento para mim é lembrar de como era lindo ver o pensamento dele fluir e o comprometimento da profissional com ele. Ver que não estou sozinha e também testemunhar que ele estava aprendendo de verdade fez florescer muita esperança em mim. Todos os dias e nesse momento, mais uma vez, o meu menino mostrou a sua capacidade de que conseguiria fazer e aprender sim. Desde que descobri sobre essas especificidades, eu, como mãe, ficava preocupadíssima sobre o seu futuro. Como seria o seu futuro educacional? Uma parte disso estava aí acontecendo ao vivo e a cores e no tempo dele. Na minha frente, o diferente se mostrava o que era: diferente. Não errado, mas diferente. E precisava do diferente para crescer. Ver isso foi muito bonito e reconfortante.

Nesse ínterim, passamos por uma crise sanitária mundial. Uma pandemia assolou o mundo inteiro e Antônio ficou fora do convívio escolar, assim como todo mundo. Depois disso, em 2021, as escolas voltaram ao ensino presencial e esse seria o último ano dele nessa escola, pois a mesma oferecia ensino na educação infantil só até o 3º ano. Entretanto, Antônio não sabia ler, escrever, mal distinguia algumas letras do alfabeto e não conhecia bem os números. A partir disso, mais uma vez, fui à luta: fazer com que a Secretaria de Educação reconhecesse sua condição e despreparo para cursar o 4º ano, logo, precisaria repetir o 3º ano. É interessante como, atualmente, recordo desse tempo de forma alegre. Dou um sorriso e até acho engraçado, porém foram meses difíceis. Naturalmente, todos estavam de férias e eu precisava enviar intermináveis *e-mails*, postar nas redes sociais, conversar sobre o assunto no trabalho, na igreja, com os amigos etc. Naquele tempo, marquei por todo lugar a minha indignação e insatisfação com a aprovação automática dele. Era muito injusto.

Essa escola em questão não tem outra série além do terceiro ano, mas, com essas condições, era terrível a forma como isso estava acontecendo. Um dia, eu fui à escola para mais uma vez falar para elas que não queria o Antônio fora dali, ainda não era o momento disso, uma vez que praticamente não havia cursado o terceiro ano. Mas, em todo lugar, foram categóricos em me falar que não tinha jeito. Entrei em pânico. Choro, desespero. Considerando o

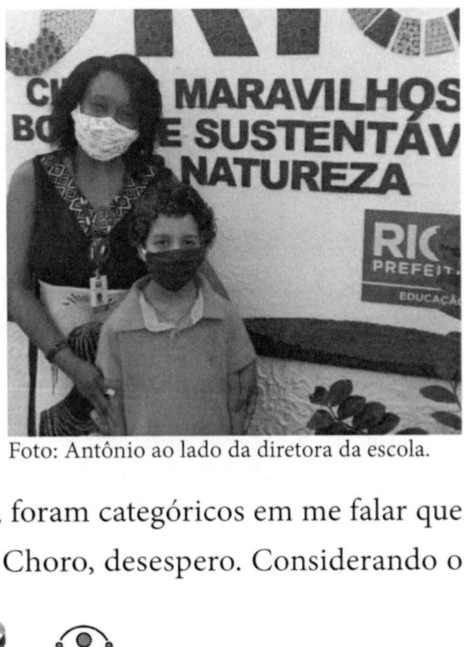

Foto: Antônio ao lado da diretora da escola.

contexto mundial também, eram muitas perdas junto com uma notícia inaceitável. Mais uma vez, tive o apoio moral da coordenadora e da diretora da escola. Após muitas reuniões com a Secretaria de Educação, a coordenadora Michelle me conduziu a uma sala, em que eu fiquei falando umas duas horas sobre o absurdo. A diretora, por sua vez, entrava na sala, me trazia água, dava uma palavra e parecia que havia minimizado a situação. Entretanto, não me dei por vencida e continuei na luta. Surpreendentemente, um dia meu telefone tocou e era a coordenadora pedagógica, Cláudia, que estava aos prantos e quase não conseguiu falar, soltou: "Paula, Deus sempre vai ouvir a oração de uma mãe. O Antônio é nosso! Ele permanece na nossa escola". Esse momento foi um misto de sentimentos que ainda me emociono ao recordar. Eu ria, chorava, gritava e abraçava meu menino que não entendia direito o que estava acontecendo. Alguns dias depois da abençoada ligação, comparecemos junto ao CREA para assinar os termos burocráticos, formalizando a necessidade do Antônio precisar repetir de ano e, dessa forma, continuar tendo, por mais um ano, o convívio escolar que começara a trazer benefícios para seu desenvolvimento.

Desse modo, fui orientada pela fonoaudióloga que o acompanhava a solicitar acesso a um mecanismo específico da escola, a sala de recursos, um instrumento da escola que, mais uma vez, nunca haviam me direcionado e até então era desconhecido para mim. O que é uma sala de recursos? A minha proximidade com todo o corpo docente da escola que ele estava me ajudou muito. Fui conversar sobre o assunto e, para a minha surpresa, a coordenadora Michelle já havia solicitado uma vaga para ele. A vaga saiu para o horário das 7h30 às 11h50. Ou seja, a partir dali, o Antônio começou a estudar em regime regular, de segunda a sexta, nessa escola e, às terças e quintas, das 13h30 às 15h00, ele frequentava a "sala de recursos" noutra escola. Então, durante 1 ano, Antônio teve acesso a 2 escolas e isso deu um salto visível a olhos nus.

Ao conhecer a sala de recursos do CIEP em questão e a professora responsável, Lúcia de Fátima de Sousa Soares, fiquei surpresa com tamanha capacidade de ensino em vários formatos, fora da caixinha da padronização estrutural escolar. O Antônio passou a amar frequentar essa novidade numa escola diferente. No meio do ano, ele conseguiu grandes avanços na leitura, na escrita e no comportamento. Dito isso, afirmo que a sala de recursos é algo que todas as escolas deveriam ser obrigadas a oferecer a todos os alunos com qualquer tipo de dificuldade de socialização, alfabetização ou comportamental.

O fim do ano chegou e, enfim, o Antônio foi aprovado para o 4º ano com dignidade. Mais maduro, mais confiante, conhecedor de várias palavras, com facilidade para algumas escritas simples. E, certamente, estaria inserido na escola onde teve acesso à sala de recursos para continuidade do trabalho. Certo? Eu também pensei que seria assim, mas não foi. Novamente a dificuldade e os termos burocráticos nada práticos bateram à minha porta. Então, o Antônio foi transferido para outra escola bem próxima a nossa residência, mas sem qualquer tipo de cuidado e intimidade com a educação especial, de fato, era despreparada para alunos com dificuldades. Esse momento foi marcado especialmente como uma fase terrível em nossa vida, em que eu trabalhava fora e, a essa altura, a minha filha já havia se casado e ido embora de casa. Éramos nós 2. Seu pai, Alexandre, fez o seu papel dando o seu apoio nessa luta para, mais uma vez, trocá-lo de escola.

Eu não aceitava que Antônio ficasse onde estava. Para mim e para todos, já era certa a vaga do Antônio naquela escola, então não desistimos: fiz várias reuniões, escrevi *e-mails*, recados e mensagens de WhatsApp.

O pai, semanalmente, ia ao CREA para argumentar sobre a necessidade de o Antônio ser matriculado no CIEP, já que a professora Lúcia pôde manter a matrícula e o acesso dele à sala de recursos por mais 1 ano mesmo estando em outra escola.

Até que um dia, acordei para trabalhar e Antônio não quis ir à escola. Chorou, reclamou e me pediu para ficar na casa da avó, porque eu tinha que ir trabalhar. Deixei-o na casa da minha mãe e fui ao CIEP para, mais uma vez, conversar com o diretor. Num primeiro momento, fui atendida pela coordenadora pedagógica, que questionou porque eu queria que ele fosse para aquela escola, e expliquei todos os pontos de forma clara e bem objetiva com todos os argumentos pelos quais ele já deveria estar lá. Depois disso, tive a reunião com o diretor e só repeti tudo que já havia, incansavelmente, falado tantas vezes. Depois de 2 dias tendo faltado o trabalho e passado uma manhã inteira na escola, meu telefone tocou, era a professora Lúcia pedindo para eu comparecer à escola com alguns documentos específicos. Mesmo estando no trabalho, mais uma vez fiquei descompensada emocionalmente. Chorei, ri, abracei os colegas de trabalho gritei: eu consegui! Eu consegui! E todos já sabiam do que eu estava falando, pois a minha luta pelo melhor para o meu filho sempre foi pública nas redes sociais. A parte boa e a ruim estão lá sem problema algum, falo abertamente sobre tudo que acontece.

No bairro onde moramos, eu fiquei conhecida como "mãe leoa", por onde eu passava todos me davam parabéns por ter seguido firme no propósito. Foi uma grande vitória nossa, minha e do meu filho. Minha, por ter lutado e conseguido acessos para ele, e dele, por ter um melhor futuro independentemente de qualquer coisa.

Tudo maravilhoso! O ensino pedagógico da professora Lúcia é perfeito! Ela cria fórmula únicas de acordo com a necessidade de cada criança, correlaciona o conteúdo com a vida fora da escola, capta o que a criança tem a oferecer e, a partir disso, desenvolve o ensino a essas crianças. Na sala de recursos, há crianças com todo tipo de diferenças, mas o que elas têm em comum é o gosto pelo aprendizado. O momento deixa de ser estressante para ser convidativo e devidamente entendido, sempre dentro do potencial e limite de cada um. Do jeito que tem que ser.

A convivência do Antônio nessa escola é perfeita! Ele é respeitado em seus limites, tem incentivo à socialização, a sua alimentação não é vista como um entrave, mas sim respeitada. Ele leva o seu lanche de casa todos os dias e sempre é incentivado a almoçar com os colegas, e, às vezes, conseguem esse feito. Algumas vezes, o Antônio chega em casa feliz, contando que comeu a comidinha da escola e com orgulho de si mesmo.

Em tarefas, como trabalho e deveres de casa, o Antônio recebe o mesmo tratamento e a mesma cobrança, porém, dessa vez, com respeito às suas dificuldades e limitações. Atualmente, os seus obstáculos frente a esses problemas são bem menores, mas ainda existem e sabemos que vão existir. Está tudo bem, porque a sua conquista de ter chegado até aqui e o potencial dele ir aonde quiser é o que realmente importa. Um bom exemplo disso é que, em 2022, ele quis, por vontade própria, participar do dia de festa caipira na escola. Dançou, brincou, tirou fotos com a família e com os professores. Isso era algo muitíssimo difícil. Há alguns anos, eu diria que era impossível. Com o tratamento adequado, as coisas foram se ajeitando.

Vale notar também que algo que o ajudou muito em seu desenvolvimento foi o interesse pela música, a princípio pelo samba. Em dias de consulta, a percepção da fonoaudióloga sobre isso foi marcante. E, a partir daí, ele também começou a se interessar por canto e, antes de aprender a ler e a escrever, aprendeu a cantar. Era um acontecimento que eu não poderia ignorar. A partir disso, ingressamos nessa luta também em um projeto social de samba, no Rio de Janeiro, chamado "A união faz o samba", que também tem a tão importante sala de recursos e entretenimento para crianças, jovens e adolescentes. Essa iniciativa veio a partir do conhecimento dos músicos sobre a história do Antônio.

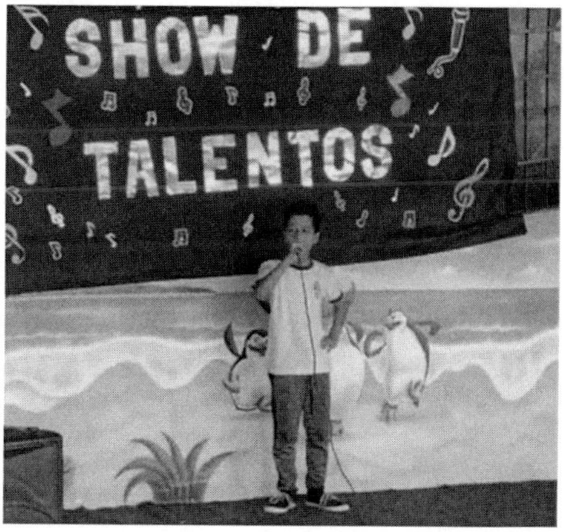

No dia 02 de abril de 2023, fomos convidados a participar da Marcha de conscientização pelo dia do Autismo, na praia do Leblon, pela ONG Mundo Azul. O Antônio cantou para uma multidão e foi filmado pela Rede Globo, deu entrevista à jornalista Mariana Bispo, apareceu no Bom Dia Rio e se emocionou demais em se ver na TV. Lembro, também, de um dia, quando ele chegou na escola, e havia sido preparado um Dia de Talentos, em que cantou o samba "Pé na Areia" para todas as crianças, no pátio da escola, e foi recepcionado como artista pelos amigos e professores para prestigiá-lo, após terem visto sua entrevista e aparição na TV. Foi tão lindo, chegou em cada com muita história para contar.

Essa linda evolução na vida do Antônio Carlos não foi um caminho florido e perfumado. Tivemos, e ainda temos, muitas pedras e muitos espinhos para remover. Um deles é a falta de investimento nos profissionais de educação especial infantil, palestras com os pais abordando o assunto da inclusão também é algo inexistente. Muito sofrimento já foi causado ao Antônio por coleguinhas de sala, foi uma realidade latente e muito dolorida. Um deles me marcou muito, em que ele chegou em casa com os olhinhos inchados e perguntei o que houve, ele respondeu que um amigo disse que não sabia porque ele ia todo dia para escola, já que ele não aprendia nada. Algo assim é poderoso, marca uma vida toda. As sequelas de palavras na tenra idade costumam ser duras. Entendo que a criança, certamente, falou isso no sentido de querer aproveitar esse fato para ir à escola de vez em quando. Mas, para o Antônio, a observação foi cruel. Mexeu com a sua maior vulnerabilidade naquele momento: ler e escrever.

Apesar do exposto, calos fazem parte da vida e eu estarei aqui para sempre acolhê-lo. E também devo muita gratidão ao comprometimento de profissionais de educação, com os quais tive o privilégio de cruzar no caminho da minha vida. A contribuição de cada um deles foi essencial e continua sendo fundamental para o desenvolvimento psíquico, intelectual e comportamental do Antônio. A educação é a base para tudo na vida de alguém autista.

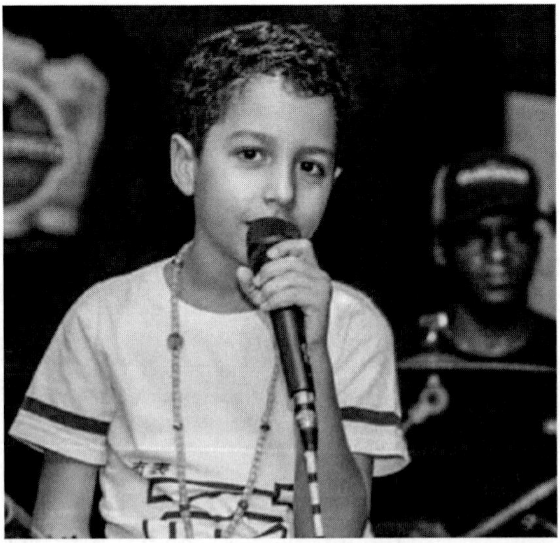

entre cores

Relatos e intervenções no

AUTISMO

CAPÍTULO 8

O CORPO DO AUTISTA

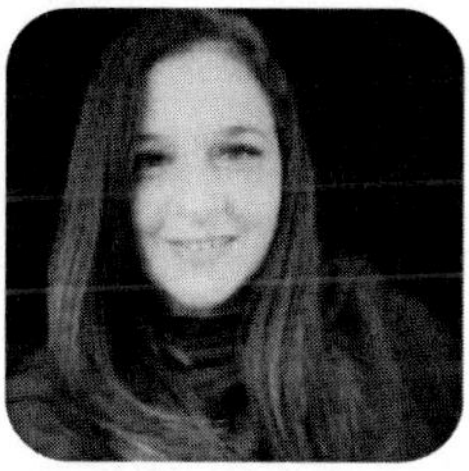

A psicomotricidade e o autismo

Autora: Renata Rodrigues
Especialidade: Psicomotricista e professora de educação física

Graduada em Educação Fisica
Pós graduada em atividades aquáticas
Pós graduada em Educador Aquático Universitario pela Universidade Miguel Hernandez-Espanha
Pós graduada em Psicomotricidade
Membro da Academia Brasileira de Profissionais de Nataçao Infantil-ABPNI
Gestora da Cia Athletica RJ desde 2003
Professora da rede municipal do Rio de Janeiro desde 2003

INTRODUÇÃO

Neste capítulo, iremos abordar as intervenções da psicomotricidade para pessoas com Transtorno do Espectro Autista (TEA), o que nos move como corpo e mente em sintonia para uma melhor adequação sobre as perspectivas na qualidade de vida, mas para o entendimento é preciso se aprofundar um pouco mais sobre o assunto e lançar luz sobre as possibilidades da psicomotricidade.

Sendo assim, começo o texto trazendo o conceito da psicomotricidade que se baseia numa concepção unificada da pessoa, incluindo as interações cognitivas, sensório motoras e psíquicas na compreensão das capacidades de ser e de expressar-se, a partir do movimento, em um contexto psicossocial. Ela se constitui por um conjunto de conhecimentos psicológicos, fisiológicos, antropológicos e relacionais que permitem, utilizando o corpo como mediador, abordar o ato motor humano com o intento de favorecer a integração deste sujeito consigo e com o mundo dos objetos e outros sujeitos" (COSTA, 2002).

Partindo desse conceito, apresento a psicomotricidade como uma poderosa contribuição ao sujeito autista, prioritariamente no âmbito motor, mas sem desconsiderar as relações de um corpo que, além de movimentar-se, sente, comunica-se e existe no mundo. Sendo assim, este capítulo pretende apresentar um olhar potente sobre esse aspecto, que soma-se a outras intervenções que o TEA necessita. Destacando principalmente a atuação da psicomotricidade na criança autista, através da minha experiência de mais de 25 anos como profissional de educação física e psicomotricista.

PSICOMOTRICIDADE E SUA HISTÓRIA

A psicomotricidade surgiu na França e teve seu início no seio da medicina com sujeitos com distúrbios e deficiências no campo da neurologia. Segundo Morizot, "Karl Wernick, célebre neuropsiquiatra austríaco, a primeira nomeação em 1870, resultante de seus trabalhos na área das afasias". Por volta de 1907, Ernest Dupret, psiquiatra e grande pesquisador francês de muito prestígio, foi considerado o precursor da psicomotricidade com crianças com disfunções motoras e deficiência mental. Juntamente com Henry Wallon, Dupret iniciou a Escola Francesa de Psicomotricidade.

Somando-se as contribuições de Piaget e Ajuriaguerra, a psicomotricidade foi criando uma identidade através de uma nova perspectiva sobre o corpo e o movimento. "A psicomotricidade é vista como uma atividade de um organismo total e expressa a personalidade inteira, que corresponderia a uma análise geral do indivíduo, traduzindo um certo modo de ser motor e caracterizando todo o seu comportamento" (MORIZOT, 2010). Durante as décadas seguintes, a psicomotricidade esteve sempre relacionada aos distúrbios psicomotores. Através de muitas pesquisas e abordagens, surgiram técnicas e metodologias de trabalho adaptadas aos diferentes transtornos. Em 1963, a psicomotricidade foi reconhecida como uma especialização.

Nos anos 70, a psicomotricidade incorporou o conceito de relação com forte influência da psicanálise através pesquisas de Jean Bergès, Melanie Klein, Donald Winnicott, Jacques Lacan, Maud Mannoni, René Zazzo, dentre tantos outros que contribuíram com a construção fundamentada entre teoria e pratica.

Os métodos que procedem a educação física tenderam sobre a liderança de André Lapierra, Bernard Aucouturier, Jean Le Boulch e PIeer Vayer, que trazem sobre uma presença da reeducação psicomotora eclética, e sua abordagem trata a terapia psicomotora por meio de métodos e técnicas de Françoise Desabeua, Ian Beltzm Huguette Bucher, Germaine Rossel, Françoise Geromini e Giselle Soubiran, mostrando a diversidade e linhas de atuações através destes profissionais.

No Brasil, a psicomotricidade chegou nos anos 60, mas foi na década de 70 que ela explodiu, através de uma abordagem corporal, no âmbito da educação e da reeducação em um âmbito mais generalista. Também foi nessa década em que aconteceram os cursos iniciais dentro de linhas de trabalho e métodos, que foram abarcados pela psicologia, fonoaudiologia, pedagogia e educação física.

Em 19 de abril de 1980, foi fundada a SOCIEDADE BRASILEIRA DE TERAPIA PSICOMOTOR, por Beatriz Saboya, e assim a psicomotricidade foi se organizando pelo Brasil. Em julho de 1982, aconteceu o I Congresso Brasileiro de Psicomotricidade, que foi realizado na Universidade do Estado do Rio de Janeiro. Nessa mesma década, os cursos de pós-graduação foram criados em diversas regiões do Brasil.

Na década de 90, referências mundiais da psicomotricidade começaram a vir ao Brasil, como: André Lapierre, Françoise Desobeau, Bernard Aucouturier, Vitor da Fonseca, Jean Bergès, Esteban Levin, Juan Mila, Franco Boscaini, dentre muitos que participaram de congressos ou trouxeram suas linhas formativas.

Em 2018, o plenário da Câmara dos Deputados aprovou no dia 13 de junho o projeto de Lei 795/03, que regularizou a profissão do psicomotricista — a tão sonhada conquista.

PSICOMOTRICIDADE FUNCIONAL E RELACIONAL

Existem duas linhas metodológicas de intervenção psicomotora, que atuam tanto na educação quanto na clínica, denominadas psicomotricidade funcional e psicomotricidade relacional, as quais são utilizadas pelos psicomotricistas. Nesse caso, alguns seguem optando por um trabalho que segue somente uma das linhas e outros que enxergam que ambas se complementam. Não existem estudos significativos até o momento sobre qual delas é mais eficaz, mas ambas atuam sobre o desenvolvimento infantil (SANTOS, 2015).

A psicomotricidade funcional é um trabalho em que as propostas são sempre apresentadas e estruturadas a partir do psicomotricista e com o objetivo de desenvolver e aprimorar enfoques como: tônus, equilíbrio, lateralidade, noção de corpo, estruturação espaço-temporal praxia global e fina, em forma de jogos e vivências mais diretivas. A psicomotricidade funcional tem como prioridade um gesto eficiente, técnico e analítico, com o objetivo de a criança alcançar competências motoras (NEGRINE, 1995). Na intervenção psicomotora funcional, o foco principal são as ações sensório-motoras, para alcançar o desenvolvimento global do sujeito, através de um jogo dirigido objetivando criar uma relação que permita melhorar sua autoestima e superar seus bloqueios e resistências (MARTINS,2001).

A psicomotricidade relacional foi desenvolvida por volta dos anos 60, por Andre Lapierre, visando uma prática voltada para as questões relacionais, afetivas e emocionais, em um trabalho que parte da criança de uma forma mais livre através do brincar e jogar. Essa metodologia baseia-se nas descobertas motoras, na criatividade e espontaneidade da criança (COSTA,2008). O que se prioriza é a qualidade da relação afetiva, a disponibilidade corporal na sua totalidade. Na sessão, o psicomotricista é um mediador, que trabalha com o que a criança traz através do corpo e em movimento, onde se leva em consideração o desejo da criança.

O TRANSTORNO DO ESPECTRO AUTISTA

O TEA tem como característica a dificuldade na comunicação, consequentemente nas relações sociais, e apresenta comportamentos estereotipados e repetitivos (APA, 2013). Essa condição é para toda a vida, e os primeiros sinais podem ser observados muito precocemente, ainda bebê. É possível ter um diagnóstico por volta dos 18 meses, pois os sintomas se apresentam antes dos 3 anos (LOCATELLI; SANTOS, 2016).

A PSICOMOTRICIDADE E O AUTISMO

O conceito de psicomotricidade, segundo a Associação Brasileira de Psicomotricidade (ABP), é o seguinte: "Psicomotricidade é a ciência que tem como objeto de estudo o homem através do seu corpo em movimento e em relação ao seu mundo interno e externo. Está relacionada ao processo de maturação, onde o corpo é a origem das aquisições cognitivas, afetivas e orgânicas". Sendo assim, ela se apresenta como uma ciência que compreende o movimento de forma integrada e organizada, diante das experiências vivenciadas pelo sujeito de forma única, compreendendo suas relações com o ambiente, os objetos, com o outro e consigo mesmo. A criança atua primeiramente com as manifestações motoras e aos poucos vais se integrando mentalmente, assim a psicomotricidade é "a capacidade de determinar e coordenar mentalmente os movimentos corporais" (ZIMMER *et al*, 2018).

Dentro dessa abordagem, a psicomotricidade pode atuar de forma significativa, como mais uma intervenção no tratamento do sujeito com TEA, principalmente na infância, em uma abordagem que abraça a educação física, a terapia ocupacional, a pedagogia e a fonoaudiologia. Nessa perspectiva, a psicomotricidade tem uma aderência potente ao trabalho multidisciplinar, que é o grande objetivo do tratamento do autismo.

É possível perceber que, quando a criança com TEA recebe algum tipo de intervenção psicomotora no seu tratamento, acontecem benefícios que afetam positivamente a sua qualidade de vida de forma integrada, a socialização, o comportamento, as relações e a melhora do seu desenvolvimento motor. A psicomotricidade afeta o corpo do sujeito autista em movimento, no qual, além da melhora do padrão motor, as questões afetivas, cognitivas e tônico-emocionais também estarão concomitantemente sendo trabalhadas (OLIVEIRA, 2019). Através do prazer de viver experiências, por meio do corpo e suas várias relações, o sujeito autista, principalmente a criança, vai ter a necessidade de um psicomotricista que esteja aberto e corresponda às necessidades dela com empatia.

Na perspectiva de Costa e Dantas (2014), crianças autistas precisam encontrar possibilidades de aprender a conviver regulando seus comportamentos. Existe a dificuldade de estar em grupo, e ir a uma simples festa de aniversário ou a um shopping torna-se um enorme desafio, pois traz angústias, estereotipias e agressividade.

A intervenção psicomotora, além de contribuir para a melhora dos enfoques psicomotores, irá ajudar a criança com TEA na socialização, na sua integração com o mundo, tanto em uma metodologia funcional quanto relacional, dependendo da necessidade de cada autista. Nesse caso, existe uma relação muito próxima entre a aprendizagem e a psicomotricidade, com produções no campo da saúde e da educação, contribuindo de forma importante nos campos da psicologia, pedagogia, educação física, fisioterapia e psicopedagogia. Ter um ambiente com materiais diversificados, um bom espaço para a exploração através do movimento e propostas através dos jogos e brincadeiras é muito importante, seja para um trabalho individual ou para um trabalho em grupo.

PRÁTICA PSICOMOTORA NO TEA

A prática psicomotora com TEA pode ser realizada de forma individual ou em grupo e vai depender da avaliação do psicomotricista, das demandas e necessidades da criança. A prática psicomotora individual, na grande maioria das situações, acontece no enquadre clínico e terapêutico. "A ajuda psicomotora individual é uma terapia da ação" (AUCOUTURIER,2007). É uma intervenção que pode acontecer precocemente, diante de distúrbios e comportamentos que necessitam de um grande suporte ao autista por parte do psicomotricista, que proporciona o desenvolvimento com muita segurança em um trabalho que será prioritariamente focado nesse sujeito. Nessa intervenção, não se pensa na inclusão, e sim no processo de ajuda à criança autista. A terapia psicomotora envolve o sujeito em relação seus traumas e sentimentos, que são expressos no corpo (ANDRADE,2014).

É muito importante enfatizar que o psicomotricista que vai atuar nessa metodologia precisa de uma formação específica em terapia psicomotora, dentro das linhas formativas reconhecidas pela Associação Brasileira de Psicomotricidade (ABP).

O trabalho em grupo acontece tanto no âmbito da educação quanto da reeducação psicomotora e pode ter como um dos seus pilares a inclusão. Na intervenção psicomotora em grupo, pode se atuar tanto preventivamente quanto terapeuticamente. Realizar um trabalho psicomotor no enquadre educativo é promover o desenvolvimento da criança de forma harmônica, existindo e expressando-se como um sujeito único, no processo de maturação importante na construção do prazer de agir ao prazer de pensar (AUCOUTURIER, 2007).

Para estar em grupo, o psicomotricista precisa garantir que essa criança com TEA tenha as oportunidades com equidade diante das outras, sejam elas com TEA ou não, buscando a socialização e a construção das relações através das vivências corporais.

OS BENEFÍCIOS DA PRÁTICA PSICOMOTORA NO TEA

A intervenção psicomotora no TEA com crianças traz contribuições positivas emocionais, comportamentais e principalmente motoras, melhorando as relações e a qualidade de vida. Podemos destacar:

- a melhora da qualidade de vida da criança, tais como comunicação, interação social, comportamento, desenvolvimento motor, dentre outros;
- a melhora no padrão motor e cognitivo da criança, melhorando o equilíbrio, a marcha e a coordenação.

A psicomotricidade vai trabalhar o corpo todo da criança através do movimento, sem deixar de trabalhar as relações afetivas e cognitivas, construindo experiências significativas para o desenvolvimento e atenuando as suas angústias.

A INTERVENÇÃO PSICOMOTORA NA ÁGUA E O TEA

Não podemos deixar de falar sobre as possibilidades da intervenção psicomotora aquática como uma potente contribuição para os autistas. O trabalho na água que pode ser feito através da natação, da hidroterapia ou da psicomotricidade aquática.

A água tem leis, princípios e propriedades físicas que possibilitam estabelecer uma nova organização corporal e psíquica quando nela estamos envoltos, por isso estar e agir na água expande a percepção do corpo, do espaço e dessa relação que ali se estabelece. Como o meio aquático não é típico do homem, este representa algumas características próprias e peculiares fazendo o sujeito sentir que esse mundo da água é diferente. (BUENO,2013). Sendo assim, as propriedades da água, como a flutuabilidade (Princípio de Arquimedes), a pressão hidrostática, a densidade, a viscosidade, o equilíbrio, a temperatura, a turbulência e a velocidade, exercessem para além do corpo e em todo esse novo universo que lhe é apresentado na natação. E ao compreender os efeitos dessas e outras ações podemos trazer um olhar mais amplo sobre o nadar e construir um outro entendimento do que se ensina e do que se aprende — "A água é o maior brinquedo do planeta" (VELASCO,1984).

O trabalho psicomotor aquático no TEA não deixa de lado o esquema corporal, a lateralidade, a coordenação global, o equilíbrio, a estruturação espacial e temporal. Muito pelo contrário, o tempo todo o psicomotricista trará o enquadre necessário, pois ele dialoga com as habilidades aquáticas todo o tempo. Mas não se pode achar que exercícios e atividades que trabalhem esses aspectos psicomotores de forma fragmentada seja uma proposta psicomotora aquática. Não adianta propor atividades fora da água e dizer que está realizando uma intervenção aquática psicomotora, só porque realizou essas propostas como uma forma de "aquecimento", por exemplo, e depois, quando a criança estiver na água, isso em nada está contextualizado com as necessidades que o TEA exige que sejam trabalhadas.

O trabalho aquático psicomotor que acolhe, que conforta e que dá a sensação de proteção é ao mesmo tempo fonte de angústia, medo e insegurança pela falta de domínio nesse ambiente, trazendo percepção de ambiguidade e dualidade. Isso é extremamente rico quando é percebido pelo psicomotricista e introduzido como proposta a ser vivenciada. O envelopamento que a água traz, a dualidade que ela contém são de uma riqueza enorme e, para isso, é muito importante que sejam bem mediadas, construindo um processo de construção de relações através da disponibilidade corporal do psicomotricista com a criança. Para que isso ocorra, existem estratégias que facilitam e possibilitam um melhor desenvolvimento dentro da água, através de atividades lúdicas, prazerosas e diversificadas: criar dinâmicas no meio aquático que façam com que o sujeito amplie e absorva informações de forma natural; realizar essas propostas, respeitando as fases do desenvolvimento, assim como seus interesses e suas potencialidades; planejar as propostas contextualizadas com o que se pretende ensinar em que exista uma relação bem estruturada e que siga uma continuidade, sem ser excludente e muito menos ineficiente.

A psicomotricidade, nesse contexto, favorece uma aprendizagem mais próxima da realidade do aluno e promove vivências significativas que podem inclusive ensinar a nadar. A proposta da psicomotricidade na água necessita de um ambiente de segurança, de conforto e prazer, para que aconteçam uma assimilação e adaptação do que está sendo proposto.

- Percepções sensoriais (auditivas, táteis, visuais, gustativas, olfativas e cenestésicas).
- Locomoções diversificadas.

- Noções espaciais (dentro, fora, em cima, em baixo).
- Noções temporais (antes, depois, frente, atrás).
- Equilíbrio.
- Amplitude de movimentos.
- Noções de lateralidade.
- Experiências de direcionalidade.
- Contração e relaxamento.
- Movimentos de membros superiores.
- Movimento de membros inferiores.
- Coordenação de movimentos de membros superiores e inferiores.
- Trabalhos respiratórios variados.
- Imersões.
- Trabalhos submersos.
- Vivenciar os nados tradicionais e construir novos nados.
- Trabalhar a capacidade de compreender, organizar e elaborar propostas das mais simples às mais complexas.
- Explorar objetos e materiais diversos.
- Explorar o espaço da piscina em todas as suas possibilidades.
- Trazer vivências de outras modalidades de esportes aquáticos (nado sincronizado, polo aquático etc.).
- Construir jogos e brincadeiras diversificados.

O psicomotricista que promove uma prática psicomotora compreende a disponibilidade corporal através do tônus e dos diálogos emocionais que surgem através do seu próprio corpo e o corpo do outro. "Essa disponibilidade é fundamental para que ao sentir em seu próprio corpo as transformações e experiências que queremos que o outro realize, seja possível compreender os limites, as dificuldades, as sensações de prazer e desprazer que afetam o outro. Isso é algo que precisa ser percebido, para que aconteça uma relação empática e se construa um vínculo com o aluno. É poder dizer além das palavras que realmente você compreende as reações do outro. (RODRIGUES, 2022).

A psicomotricidade proporciona navegar por águas mágicas que transformam, que nos emocionam e que nos possibilitam fazer algo para além dos limites das piscinas. É ter a possibilidade de estar em um processo de construção junto com o outro, influenciando e sendo influenciado. A psicomotricidade como uma ciência que procura equilibrar corpo-intelecto-mente, e que quando estes princípios psicomotores são unidos a natação só encontram resultados positivos. (VELASCO, 1991). E assim poder fazer a diferença na vida das pessoas com TEA, através de uma prática que é corporal, mas também um continente de emoção e experiências.

Referências

AMERICAN PSYCHIATRIC ASSOCIATION. **Diagnostic and Statistical Manual of Mental Disorders**, Fifth Edition (DSM-V). Arlington, VA: American Psychiatric Association, 2013.

ANDRADE, F. F. D. **Psicomotricidade no ensino infantil**: como utilizar o brincar como ferramenta didática?. 2014. 24 f. Trabalho de Conclusão de Curso (Licenciatura em Educação Física) — Faculdade de Ciências da Educação e Saúde Centro Universitário de Brasília, Brasília, 2014. Disponível em: https://repositorio.uniceub.br/jspui/handle/235/5836. Acesso em: 13 nov. 2023.

ARAUJOZ. A. M. *et al.* O impacto da psicomotricidade no tratamento de crianças com transtorno do Espectro Autista: revisão integrativa. **Revista Eletrônica Acervo Saúde**, n. 34, 2019. Disponível em: https://acervomais.com.br/index.php/saude/article/view/1369. Acesso em: 13 nov. 2023.

AUCOUTURIER, B. **O método aucouturier**: fantasmas de ação e prática psicomotora. Aparecida: Ed. Ideias & Letras, 2007.

BUENO, J. **Psicomotricidade**: teoria e prática - da escola à aquática. São Paulo: Editora Cortez, 2013.

CARVALHOI. C. V. de *et al.* **Psicopedagogia e psicomotricidade**: pontos de interseção nas dificuldades de aprendizagem. 2. ed. Petrópolis: Vozes, 2002.

LOCATELLI, P. B.; SANTOS, M. F. R. Autismo: propostas de intervenção. **Revista Transformar**, n. 8, v. 8, p. 203-220, 2016. Disponível em: http://www.fsj.edu.br/transformar/index.php/transformar/article/view/63. Acesso em: 13 nov. 2023.

MARTINS, R. **Questões sobre a Identidade da Psicomotricidade** - Pogressos em Psicomotricidade. Lisboa: Edições FMH, 2001.

MORIZOT, R. A História da Psicomotricidade e da ABP. In: PRISTA, R. M. (Org). **As Formações Brasileiras em Psicomotricidade** - Revista Mosaico (Edição Histórica). São Paulo: All Print Editora, 2010.

NEGRINE, A. **Aprendizagem e desenvolvimento infantil**: psicomotricidade, alternativas pedagógicas. Porto Alegre: Prodil, 1995.

OLIVEIRA, E. M. *et al.* O impacto da psicomotricidade no tratamento de crianças com transtorno do espectro autista: revisão integrativa. **Revista Eletrônica Acervo Saúde**, n. 34, p. e1369-e1369, 2019. Disponível em: https://acervomais.com.br/index.php/saude/article/view/1369. Acesso em: 13 nov. 2023.

RODRIGUES, R. Sentir, viver e perceber no meio aquático – o encontro da natação com a psicomotricidade. In: ALVES, F. **Guia de Psicomotricidade**: Elos psicomotores que promovem vínculos afetivos entre as pessoas. Rio de Janeiro: WAK, 2022.

SANTOS, A. C. A. **Psicomotricidade método dirigido e método espontâneo na Educação Pré-escolar**. 2015. 99f. Dissertação (Mestrado – Jogo e Psicomotricidade na Infância) Instituto Politécnico de Coimbra: Coimbra, 2015. Disponível em: https://comum.rcaap.pt/bitstream/10400.26/18907/1/ANDREIA_SANTOS.pdf. Acesso em: 13 nov. 2023.

VELASCO, C. G. **Natação Segundo a Psicomotricidade**. Rio de Janeiro: Editora Sprint, 1994.

ZIMMER, P. N. *et al.* Educação musical e transtorno do espectro autista: Análise da produção em revistas brasileiras de artes/música qualis a1 e seus anais de eventos regionais e nacionais (2006-2016). **Revista da Abem**, v. 26, n. 40, 2018. Disponível em: https://revistaabem.abem.mus.br/revistaabem/article/view/760. Acesso em: 13 nov. 2023.

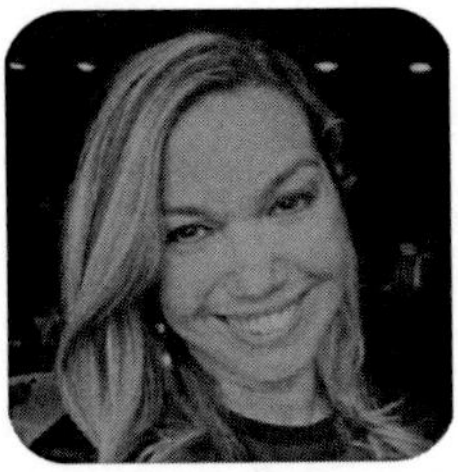

O corpo e a expressão da dança para todos
Autora: Valéria Brito

Professora, dançarina, empresária, diretora projeto "Dança para todos ".

Tenho uma academia de dança em Nilópolis desde 1987, ou seja, há 36 anos. Em 1991, o secretário de saúde na época fez uma proposta às academias existentes no município para que nós pudéssemos dar aula de dança para pessoas com deficiência. Na época, tinham 22 academias em Nilópolis, só 2 aceitaram e eu fui uma delas. Aceitei sem nenhuma experiência ou formação, aceitei pelo amor que sempre tive pela dança e pelo ser humano. Na época eu tinha 21 anos e fazia faculdade de matemática. Mais tarde, fiz também faculdade de educação física e, com a matéria "especiais", pude entender melhor sobre esse público.

Desde os 6 anos, eu danço e me formei aos 17 anos. Minha academia foi meu presente de 15 anos, abri mão de uma festa e pedi ao meu pai uma sala com espelho no terraço da minha casa. Desde os 13 anos, comecei a dar aula como explicadora de matemática, então as crianças da minha rua, que me viam sempre passar vestida de bailarina, pediram-me para dar aula de dança. Comecei com 8 meninas e, aos 15 anos, já tinha 80. Dava aula de graça e depois comecei a cobrar uma taxa simbólica o que seria uns R$ 10,00 de hoje.

Meu amor pela dança e pelas crianças sempre foi imenso. Desde criança, também sonhava em desfilar na Beija-Flor, desde os 5 anos, ajudava meus avós a empacotar sapatos, pois meu saudoso avô Norival era sapateiro de toda a escola. Quando inaugurei o Studio de Danças Valéria Brito, tinha 17 anos e foi no nome do meu pai saudoso Odilon. Logo, no mesmo ano, minha saudosa avó e eterna fã número 1, dona Célia, levou-me para a Beija-Flor e me apresentou a Joãozinho Trinta. Uma apresentadora italiana assistiu meu grupo de meninas de dança afro, amou e nos convidou para viajar para Itália. Nós fomos! Toda minha família sempre me apoiou, minha também saudosa mãe, Nanci, e meu irmão, Betho.

Ao voltar ao Brasil, após minha primeira viagem internacional, minha avó se arriscou a dizer que me colocaria para dançar na Xuxa. Era 1988, a Xuxa estava chegando na Globo. Eu duvidei, mas minha avó ficou 2 dias esperando na calçada para falar com o coreógrafo Berry e conseguiu agendar um teste. Logo comecei a me apresentar lá, fiquei por 16 anos até me tornar assistente e viajar com o Berry. Também na década de 90, fiz teste com minha academia para o Faustão e dancei por toda década de 90.

Em 1991, surgiu a proposta de dar aula para crianças especiais e foi quando tudo começou. A prefeitura disse que me daria um apoio financeiro, esse apoio nunca chegou. Comecei a dar aula de graça para essa turma. Uma vez na semana para diversos tipos de deficiências ou anomalias, eram estas: Síndrome de Down, deficiência intelectual, deficiência auditiva e outros. A turma cresceu e o trabalho começou a aparecer. No início, emocionava-me a cada aula e tinha que chorar no banheiro, tinha criança que urinava dentro de sala, levei até tapa na cara de uma Down que tinha muito ciúme de mim. Aprendi muito com eles! E, com o meu amor, consegui ótimos resultados. Levei o grupo para dançar na TV Globo, na Xuxa. Foi um sucesso! Ganhei novos alunos. Fomos convidados e dançamos também na TV Educativa.

Com o passar do tempo, as mães me pediram para eu aumentar a carga horária deles para 2 dias por semana e elas me pagariam uma taxa. Eu aceitei! O trabalho crescia e elas reconheciam a evolução dos seus filhos. A dança estava transformando cada aluno. Meu grande e maior desafio com a turma especial sempre foi com os autistas. Tive 2 autistas que não consegui desenvolver um trabalho que considerasse bom e fiquei bem frustrada, confesso, mas não desisti e segui em frente. Também levava o grupo para festivais e para outros estados, sempre fiz por eles tudo que faço pelas turmas "normais".

Com o passar dos anos, tive 2 alunas que faleceram e algumas mães também, inclusive a minha, em 2014. Nunca desaminei e, mesmo com perdas tão dolorosas, segui em frente. Em 2020, veio a pandemia e a maioria saiu, só ficaram 2 dos quase 20 que tinha no grupo. Mesmo assim continuei dando aula somente para esses dois: Bianca e André! Com a passagem da pandemia, fiz um acordo com Deus, não cobraria mais nenhuma taxa mínima, queria recomeçar dando aula de graça totalmente como no início lá em 1991, mas mantendo os 2 dias de aula. Estava recomeçando do zero praticamente.

Ano passado, com essa divulgação, consegui mais alunos e, hoje, estamos enchendo novamente essa turma! Então meu maior desafio surgiu novamente: novos autistas entraram e eu novamente tive a oportunidade de criar novas estratégias para chamar atenção dessas crianças e fazer com que elas tivessem interesse pela dança. Com todo meu amor e com métodos novos de repetição de coreografias e músicas variadas, tive novos resultados e foram bons resultados!

A mãe, Débora, de um dos nossos alunos autistas, Roger, no início, pensou em só trazer seu filho uma vez na semana, mas ele gostou tanto que ela resolveu trazê-lo 2 vezes. Durante muitos anos, Roger fez todos os tipos de terapia e sua mãe disse que, em 15 dias, a dança fez por ele o que a terapia não fez em anos. Duas coisas importantes sobre o autista Roger após começar as aulas de dança no SDVB foram: 1) Roger se agredia fisicamente e, após fazer aula de dança, parou de se machucar; 2) Roger nunca tinha comido arroz, e, mesmo com pessoas falando que ele nunca comeria arroz, sua mãe nunca desistiu, então ela teve a ideia de oferecer o arroz ao Roger falando que eu, tia Valéria, pedi para ele comer, e ele começou a comer. Como diz Débora, sua mãe, eu sou uma fada na vida do Roger (Esses comentários foram dados pela mãe dele).

Hoje, nós do SDVB, estamos com 16 alunos na nossa turma especial. Para mim, é uma vitória. Estamos crescendo novamente. Outra coisa bem interessante é que, no início dos anos 2000, resolvi fazer o projeto amigo-especial, em que cada criança especial tem um amigo voluntário da turma "normal" do juvenil e isso fez com que eles crescessem muito — A inclusão motiva demais!

Nós temos também a aluna Bianca que é uma das mais antigas, ela tem deficiência intelectual e visual. Bianca se formou mês passado na faculdade de dança na UFRJ, provando a capacidade dela. Outro destaque também para Bianca foi que, no ano passado, o solo que montei para ela foi aprovado para um dos maiores festivais de dança do mundo: Joinville. — Foi lindo!

Hoje meu grande sonho é levar meu trabalho com minha turma especial de deficientes para esse grande festival de Joinville, ter uma Organização não Governamental (ONG) ou um Instituição de Dança para pessoas com deficiências ou deficientes. Meu maior sonho é, com a minha dança, poder contribuir muito mais para as crianças deficientes. Eu digo que "o difícil não é ser diferente, mas sim ver essa diferença nos olhos dos outros e sem preconceitos podemos sim fazer cultura também!" — A dança transforma!

As mães fazem diversos relatos do quanto a dança ajudou na vida dessas crianças e é por isso que quero muito continuar e divulgar essa minha iniciativa! Por mais que seja dentro de uma academia particular, o projeto existe e ele é gratuito para quem quiser.

Depoimento de nossa aluna Bianca Martiliano, a mais antiga no projeto, deficiente intelectual e visual:

"Meu nome é Bianca Martiliano Cardozo, tenho 31 anos, sou uma mulher negra e tenho duas deficiências baixa visão e intelectual, faço danças, e com ela me desenvolvi. O médico disse que eu não ia nem andar e nem falar, mas hoje tenho licenciatura em dança pela Universidade Federal do Rio de Janeiro. Agora, formada em dança, o meu objetivo é montar uma escola de dança para dar aulas de dança para pessoas com deficiência e pessoas convencionais fazer a inclusão. E eu amo dançar. Valéria é minha inspiração, há 20 anos danço no Studio de dança Valéria Brito hoje eu estou formada numa faculdade eu só tenho gratidão por ela, realizou meu sonho, fui dançar em Joinville e hoje sou uma pessoa realizada."

Relato da mãe (Débora Ferreira de Barros Silva) de Roger, autista, 17 anos, que está na Turma Especial desde 08/08/2022:

"A dança transforma e transformou a vida do Roger! O projeto "Dança para todos" é importante em diversos pontos. Para os participantes, existe uma escassez em projetos similares para pessoas com deficiência, principalmente para adultos. É um projeto de altíssima qualidade com aulas que conseguem desenvolver áreas diversas, mesmo em indivíduos com deficiências diferentes. É gratuito, a maioria das famílias não conseguiria arcar com os custos. Dá ao deficiente empoderamento, levanta a autoestima. A grande maioria dos deficientes adultos ficam dentro de suas casas sem nenhuma atividade, o projeto os tira da inércia, eles sentem que, se conseguem dançar, podem conseguir outras coisas também — Eu posso! Eu consigo!—. O SDVB dá a eles o pertencimento, eles se sentem abraçados, acolhidos, amados, incluídos, como uma grande família. É um espaço de inclusão. É um Projeto que, além dos inúmeros benefícios da dança, como consciência corporal, resistência física, aumento da criatividade, traz a parte da socialização.

Benefícios no desenvolvimento do Roger: a musicoterapeuta do Roger, Janice Santana, que o acompanha há mais de 8 anos, antecipou que a dança traria uma flexibilidade a mente do Roger: "A flexibilidade do corpo, vai trazer uma flexibilidade para a mente". E dessa forma aconteceu. O Roger tem 15 anos de terapias multidisciplinares, aulas de música, ginástica, natação, atletismo, porém a dança foi como achar "o grande amor da vida". Não há ninguém no convívio do Roger que não tenha visto ele dançar, inclusive todos os alunos das mais de 20 salas do CIEP onde ele estuda. A dança o deixa feliz, livre. O maior benefício foi parar de se autoagredir nas crises (é comum autistas se desregularem). Um outro benefício importante foi em relação ao "defeito físico" que ele foi desenvolvendo ao longo dos anos por conta de fobias, de tanto encolher os ombros. A musicoterapeuta sinalizou que, se não fosse corrigido, ele poderia não conseguir mais tocar o teclado no futuro. Procurei um médico, porém não tive solução. Hoje ele não encolhe mais o ombro e está corrigindo a postura.

A dança promove a satisfação pessoal, é a única atividade que ele executa como uma escolha própria, sem tempo determinado, fora de rotina etc.; promove interação social, socialização; ajuda na noção de espaço; aumentou o repertório musical, antes da dança, só escutava músicas infantis, ele fica feliz nas aulas e nas apresentações; ajuda na tolerância para esperar em casos de atrasos e na tolerância a mudanças de rotina durante as coreografias, fazendo com que tenha maior tolerância fora do Studio; faz ele ter objetivos, ele busca melhorar a sua dança; promove disciplina, ele procura melhorar seu comportamento fora do Studio para que possa participar das aulas e eventos de dança.

Todos os benefícios da dança também beneficiaram a família, pois conviver com uma pessoa com TEA tem muitos desafios, a família fica exausta. A dança foi de grande ajuda. A dança é para todos! E, no caso do Roger, que é autista, a dança veio como a melhor forma de expressão e felicidade".

Todos do SDVB e eu, Valeria Brito, estamos muito felizes com os resultados. Há 15 dias, nós do SDVB tivemos a oportunidade de participar de uma reportagem sobre nosso projeto no GLOBO COMUNIDADE. NOSSO PROJETO SE CHAMA: "DANÇA PARA TODOS" e é gratuito para todas as crianças com deficiências intelectuais, Síndrome de Down e autistas.

entre cores

Relatos e intervenções na

AUTISMO

CAPÍTULO 9

A EDUCAÇÃO FÍSICA E O AUTISMO

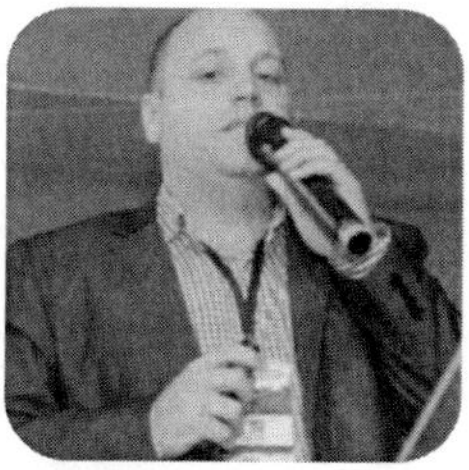

O esporte como ferramenta no tratamento do Transtorno do Espectro Autista (TEA)

Autor: Carlos Eduardo Lima Monteiro
Especialidade: Professor de Educação Física

Doutor em Ciências
Mestre em ciências da atividade física
Pós graduando em psicomotricidade em autismo e outros transtornos do desenvolvimento
Pós graduado em transtorno do espectro autista
Pós graduado em treinamento desportivo
Especialista em desenvolvimento esportivo pelo COB na modalidade de natação, pela Academia Brasileira de Treinadores
Pesquisador do laboratório de Biociências em motricidade humana (LABIMH)
Pesquisador da Academia Paralímpica Brasileira
Professor universitário e de Pós graduação
Instrutor de esportes e membro do comitê científico do Sesc RJ
Diretor Executivo da Special Sports Kids

A pessoa com Transtorno do Espectro Autista (TEA) apresenta características como dificuldade na linguagem, comportamento repetitivo e estereotipado. Além disso, tem o atraso no desenvolvimento motor e apresenta disfunção na coordenação motora. Em virtude desses atrasos, muitas crianças com TEA apresentam sobrepeso e obesidade, isso ocorre pelo baixo engajamento nos exercícios físicos, o que demonstra uma importância significativa em tratar a atividade física planejada de forma consciente para esses indivíduos (MEMARI, 2017).

O baixo nível de atividade física apresentado pelas crianças com TEA pode ter uma ligação com as bases da integração sensorial (LIU, 2013). Uma dessas características apontadas é o caminhar na ponta dos pés (PAULA *et al.*, 2016), ocorrendo que os movimentos naturais sejam modificados de maneira significativa por conta das repetições ocorridas. A falha no processamento sensorial implica que muita das vezes apresentam os movimentos estereotipados (BO *et al.*, 2019), o que caracteriza uma das condições de pessoas com TEA (DUTHEIL *et al.*, 2015).

As dificuldades estão relacionadas ao comportamento motor, sobretudo nas habilidades motoras fundamentais (manipulação, locomoção e equilíbrio), o que representam um baixo desempenho sobre a performance do movimento (BRICOUT *et al.*, 2019), causando um baixo desempenho nas Atividades de Vida Diárias (AVDs).

Portanto, é preciso compreender que a atividade física é conceituada pela produção de energia por meio da contração muscular transformando em gasto calórico (MATSUDO; MATSUDO; BARROS NETO, 2001). São variadas as possibilidades que resultam de uma atividade física para a manutenção do corpo ativo, como exercícios físicos, esportes, atividades de lazer, atividades de vida diária e atividades laborais, que contribuem diretamente para o estado de nível de atividade física do indivíduo (CASPERSEN *et al*, 1985; MIRAGAYA, 2006).

O exercício físico é uma estrutura que o profissional de educação física planeja as atividades físicas voltadas para um determinado objetivo e programa uma série de intervenções motoras sobre as aptidões físicas de forma a atender as demandas do corpo humano sobre as suas potencialidades e necessidades (NAHAS, 2013).

Entende-se, nesse sentido, a real necessidade dos indivíduos com TEA de estarem participando de um programa de exercício físico no complemento de suas terapias. (GUILHERME; LIMA JUNIOR, 2023). Mas, é necessário compreender melhor as demandas dessa população para que esse planejamento seja realizado de forma direcionada para as atividades de vida diária e qualidade de vida (SOUSA; CARDOSO; ROCHA, 2023).

O baixo nível de atividade física em indivíduos com TEA tem influência em diversas áreas sociais e ambientais (LIANGA *et al.*, 2020), além de fatores genéticos que tem impacto direto (GRUPTA *et al.*, 2006). Importante observar que esses fatores podem sofrer modificações, transformando o ambiente favorável, com direcionamento nos exercícios físicos, para o aumento e engajamento das pessoas com TEA.

De acordo com o modelo socioecológico apresentado como parâmetro no estudo de Lianga *et al* (2020), que é distribuído em cinco níveis os quais averiguam o impacto da atividade física na criança e adolescente com TEA, esse nivelamento percorre as áreas intrapessoais, interpessoais, organizacional, comunidade e social, conforme mostra a imagem a seguir.

Imagem 1: Adaptado do modelo socioecológico

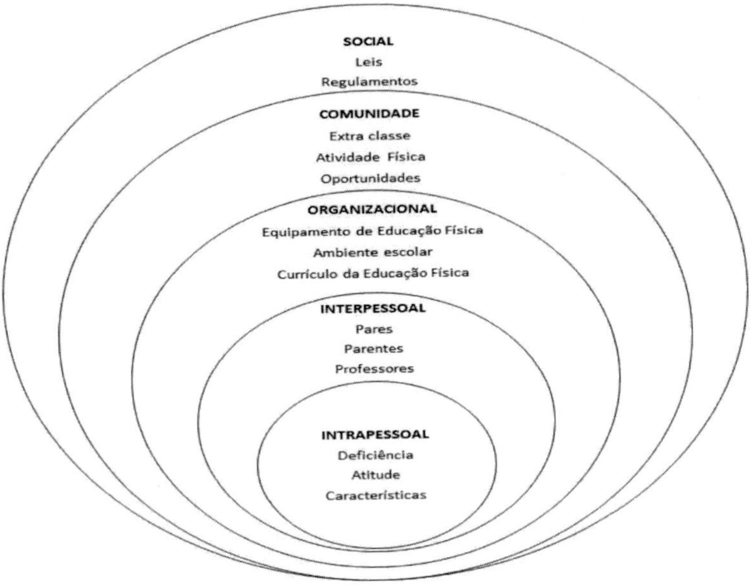

Fonte: Adaptado de Lianga *et al.* (2020)

A correlação entre o nível de atividade física avaliado no estudo apresentado observou que, no nível intrapessoal, fatores como motivação, sono e sedentarismo são determinantes para o baixo nível de atividade física, no nível interpessoal o que contribui é o apoio social dos colegas sem TEA, de pais e professores. Já, no nível organizacional, um ambiente escolar sem capacitação de profissionais e com oportunidades limitadas no conteúdo das aulas tem influência negativa. A comunidade, quando oferece atividades extras classes, além de lazer e recreação nos finais de semana, apresenta um resultado negativo para manutenção do exercício físico. E, por fim, políticas públicas podem colaborar no engajamento da prática de atividade física sistemática (LIANG *et al.*, 2020).

O aumento do nível de atividade física em crianças e adolescentes com TEA são afetados pela individualidade até ao coletivo, por isso são desenvolvidos por diversas camadas sociais. As escolas são importantes nesse cenário, pois colaboram na promoção da saúde e da qualidade de vida no TEA, principalmente escolas que possuem metodologias inclusivas nas aulas, favorecendo um aumento do nível de atividade física não somente nas aulas de educação física, mas também nos horários dos recreios para manter esse corpo em atividade (LI *et al.*, 2021).

De fato, se manter em atividade é de extrema importância na promoção de saúde em qualquer pessoa, isso se mostra mais evidente em crianças e adolescentes com TEA, os estudos apontaram que a maioria desse grupo não consegue obter os índices mínimos recomendados para prática de atividade física (ZHONG *et al.*, 2022). E o fator idade também impacta na queda sobre a prática de atividade física ao longo da vida, o que demonstra a necessidade de manter a prática constante sem interrupções (MIRZA *et al.*, 2022).

Os efeitos da prática da atividade física sistemática em crianças e adolescentes com TEA podem ser demonstrados nas alterações comportamentais das rotinas do dia a dia, sendo considerada uma alternativa interessante para o tratamento no TEA. O que culmina em melhorias sintomatológicas e nas comorbidades apresentadas, podendo oferecer prognósticos interessantes nos comportamentos estereotipados (FERREIRA *et al.*, 2019).

Na revisão sistemática com metanálise, Mirza *et al.* (2022) encontraram programas de intervenção na promoção de saúde e obesidade por meio da atividade física, esses achados foram representados em programas baseados em exercícios aeróbicos, treinamento de força, esportes, atividades aquáticas, videogame, dieta e estilo de vida ativo. É importante ressaltar que essas intervenções foram distribuídas em volume e intensidade distintas, o que demonstra uma falta padrão estrutural.

Dentre os achados, foi possível identificar mudanças significativas para uma melhoria na qualidade de vida, porém não é sustentada uma atividade específica como modelo padrão de prescrição de exercícios. Os resultados das intervenções realizadas nas medidas antropométricas e no condicionamento cardiovascular podem ser vistas em maiores escalas em exercícios aeróbicos e em treinamento de força. Para um maior engajamento e mudanças nos hábitos alimentares sobre as atividades físicas, não tiveram um resultado que apresentasse um melhor programa, o que reflete a atividade indicada é aquela que tem maior aceitação da criança e adolescente com TEA (MIRZA *et al.*, 2022).

A dança pode ser uma estratégia interessante nas intervenções terapêuticas, tralhando o ritmo, coordenação e espelhamento nas aulas, e como um tratamento psicoterapêutico do movimento integrando emoções, habilidades sociais, cognitivas e física. Ainda, crianças com TEA que fazem dança apresentaram melhorias no comportamento e habilidades sociais de interação (CHEN *et al*, 2022).

Monteiro *et al.* (2020) apresentaram a importância de ter mais estudos avaliando a intervenção da atividade física sobre a coordenação motora. Já JI *et al.* (2023) demonstraram que as habilidades motoras fundamentais têm melhorias significativas ao efeito da intervenção motora. Isso posto, há a necessidade de aumentar o planejamento dos exercícios físicos sobre as aptidões físicas para adequar a realidade nos atrasos no desenvolvimento motor em crianças com TEA.

Na imagem a seguir serão recomendadas 10 dicas interessantes sobre como iniciar aulas de educação física para pessoas com TEA.

Imagem 2: 10 dicas interessante para iniciar aulas de educação física

1	• Pedir a familia um relatório dos interesses, preferências e coisas que causam desagrado a cada criança
2	• Utilizar preferências e materiais de agrado para a criança na aula e no pátio para estabelecer um vinculo com a escola e as pessoas do ambiente escolar
3	• Trabalhar por periodos curtos, de cinco a dez minutos, em atividades de complexidade crescente, incorporando gradativamente mais materiais, pessoas ou objetivo
4	• Falar pouco, somente as palavras mais importantes
5	• Estimular a participação em tarefas de arrumar a sala, ajudar a entregar os materiais às outras crianças, etc
6	• Desenvolver rotinas que a criança possa predizer ou antecipar
7	• Utilizar gestos simples e imagens para apoiar o que é falado e permitir a compreensão
8	• Respeitar a necessidade de estarem um momento sozinho, de caminhar ou dar saltos ou simplesmente perambular para se acalmar
9	• Pergunte sempre como foi a tarde ou o dia anterior, a qualidade dos o no ou se houver alguma alteração na rotina para se antecipar aos estados emocionais de ansiedade
10	• Evitar falar bastante, muito alto e, também, toda a situação que envolva muito estímulo

Fonte: adaptado de Monteiro (2018)

O programa com base estruturada e com atividades voltadas para intervenções motoras demonstra ser vantajoso no comportamento motor em crianças com TEA, por vezes é utilizada uma metodologia não convencional em virtude das demandas existentes de cada indivíduo, tornando-se um universo de possibilidades para atender as demandas corporais (SEFEN *et al.*, 2020).

Para uma boa base no planejamento, é necessário ter algumas estratégias voltadas para essas crianças e adolescentes, o que torna importante para estruturar as aulas. Abaixo é designado algumas linhas de ações que podem favorecer as aulas.

Imagem 3: Estratégias de prescrição de exercícios para crianças e adolescentes com TEA

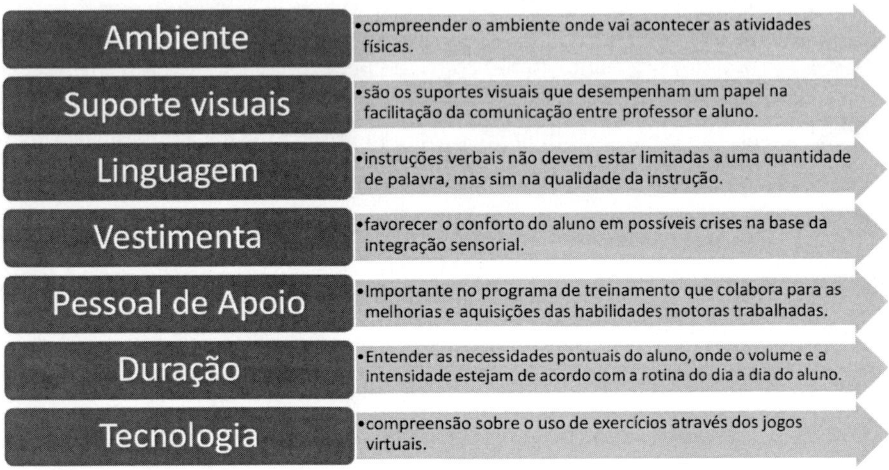

Fonte: Adaptado de YILMAZ *et al.* (2020); BRESLIN; LIU (2015); FIORINI; MANZINI (2021); LIU (2013); OLIVEIRA (2020); SRINIVASAN *et al.* (2014); BITTNER *et al* (2018); RAFIEI MILAJERDI *et al.* (2021).

Uma das dificuldades dos profissionais em atribuir as aulas para crianças e adolescentes com TEA é falta de engajamento nas atividades coletivas, o que exige uma boa parte do tempo dos profissionais em designar tarefas ao grupo quando se tem algum aluno com TEA na turma. É fundamental que esse aluno esteja em um contexto social, porque as atividades coletivas favorecem um maior desempenho das habilidades motoras e sociais, com a coparticipação dos pares encorajando maior a performance das atividades atribuídas a turma (HOLLOWAY; LONG, 2019).

Entende-se que o construto dimensional apresentado por Holloway e Long (2019) favorece a participação dessas crianças no ambiente escolar, familiar e na sociedade; com isso, é necessário uma maior compreensão sobre o formato a ser realizado na interação social entre os participantes, no qual as atividades devem se tornar significativas para todos, o compromisso com a participação dentro do programa apresentado deve ser deliberado de maneira motivacional, que possam provocar a interdependência nos colaboradores e por meio de atividades que tenham preferência na sua totalidade.

A interdependência do desenvolvimento de habilidades sociais e motoras sobre a participação tem por destaque as relações existentes entre a independência dos domínios das habilidades e o ambiente controlado, o compromisso na persistência, interesse e intensidade nas atividades propostas e pela interação social que compõem as relações afetivas, o grau de comunicação e as habilidades sociais, conforme a imagem abaixo detalhada (HOLLOWAY; LONG, 2019).

Imagem 4: Interdependência do desenvolvimento de habilidades sociais e motoras

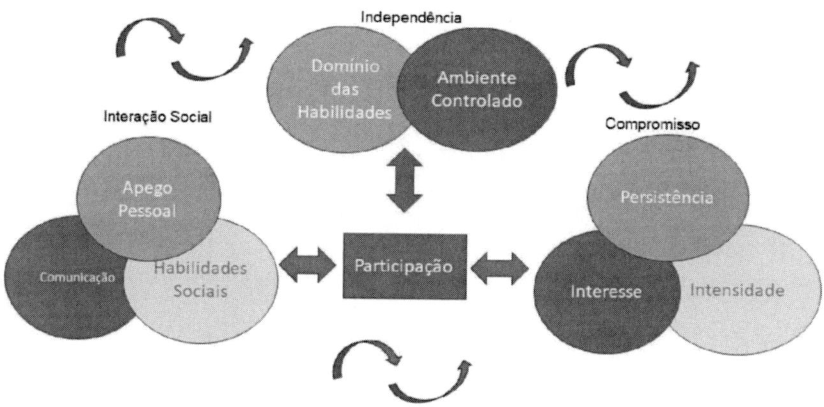

Fonte: adaptado de Holloway e Long (2019)

As atividades em ambientes ao ar livre são bastantes desafiadoras, porém um estudo realizado por Zachor *et al.* (2017) apresenta a importância de utilizar programa outdoor para jovens autistas, visando a melhora nas habilidades sociais, o que nos encoraja a programar mais atividades de lazer em ambientes externos que utilizam da natureza como elementos importantes para socialização.

O lazer para pessoas e familiares com autismo é muito restrito, geralmente atende com uma baixa demanda de nível de atividade física, por meio de rotinas em casa, com uso de aparelhos eletrônicos, televisão, leitura de livros; muitas vezes, o ambiente social é realizado entre familiares, que compreendem o autismo e onde eles tem um sentimento de pertencimento ao ambiente (MESSA *et al.*, 2005).

É evidente o prazer do participante nas atividades de lazer, o que contribui para uma melhora no aprendizado das habilidades motoras e sociais, e isso ocorre independentemente da idade e do nível de suporte sobre o TEA, pois ao proporcionar ludicidade nas atividades, colabora-se com o acolhimento sobre os exercícios proporcionados (GARCIA-VILLAMISAR; DATTILO; MUELA, 2017; SANTOS *et al.*, 2019).

Sobretudo as perspectivas das atividades físicas em pessoas com TEA são impactadas quando pais/responsáveis são ativos fisicamente dentro das rotinas, isso demonstra influência direta sobre os filhos autistas, quando comparado a pais que não exercem atividade física, estes têm maiores chances de sobrepeso, obesidade e sedentarismo (COUTO, 2016).

Uma falta de atividade física regular tem associação com a presença de transtornos mentais. Realizar atividades de lazer pode reduzir, em até 26%, as chances de problemas com os transtornos mentais, tendo frequência e duração regular semanal (FERREIRA *et al.*, 2020). Isto é um bom indicativo sobre a melhoria na saúde mental utilizando o esporte, lazer, exercício físico e atividade física, diminuindo as chances de comorbidades.

Diante das diversas possibilidades encontradas por meio da atividade física, foi estabelecido um guia de recomendações para prescrição de exercícios para pessoas com TEA. O que nos faz compreender a participação efetiva da atividade física no processo terapêutico para esses indivíduos (SRINIVASAN; PESCATELLO; BHAT, 2014).

Esse guia de recomendações utiliza três tipos de treinamentos aeróbico, de força e flexibilidade, que se projetam em dois momentos, um para iniciante e outro avançado nos treinamentos, de uma maneira geral, os exercícios são variados e comportam dentro de um tempo de 40 a 60 minutos, no período de 3 a 5 vezes por semana, variando a intensidade de moderado a vigoroso (SRINIVASAN; PESCATELLO; BHAT, 2014).

A atividade física bem direcionada tem sido um excelente auxílio no tratamento de crianças e adolescentes com TEA, nos quais ocorrem mudanças, principalmente nos comportamentos sociais, motores e afetivos, percebidas por pais e terapeutas. Contudo, existe ainda uma lacuna muito grande de profissionais aptos ou especializados a atender essa demanda (OLIVEIRA, 2020).

Portanto, prescrever exercícios físicos em modalidades variadas, provocando um aumento do nível de atividade física e visando as pessoas com TEA, acarreta diversos benefícios, como diminuições dos prejuízos motores, perda no peso corporal, redução da obesidade e sobrepeso, aumento na concentração nas tarefas e elaboração de melhores estratégias das funções cognitivas, capacidade de aumentar as relações pessoais, ameniza episódios de agressividade e estereotipias (LI *et al.*, 2021; FERREIRA *et al.*, 2019; MIRZA *et al.*, 2022).

Realizar exercícios físicos de maneira regular e constante no tratamento de crianças e adolescentes com TEA é eficaz para a melhora das condições desses indivíduos, sua qualidade de vida e manutenção de hábitos saudáveis, proporcionando mais saúde aos adultos e favorecendo no desenvolvimento de suas atividades de vida diárias preservadas.

Sendo assim, indicar um tratamento que utilize a atividade física regular como uma das ferramentas para melhora nos comportamentos repetitivos e estereotipadas, além da comunicação, é de fato mais uma possibilidade na conduta clínica desses pacientes. E, ainda, estimular pais e responsáveis a se manterem ativos também influencia no engajamento familiar no processo terapêutico, colaborando para manter a família com bem-estar e qualidade de vida.

Por fim, terapeutas podem se utilizar desses tratamentos durante suas sessões para aumentar a oferta no aumento da atividade física, o que provocará melhorias no comprometimento, na participação e no sucesso nas tarefas a serem realizadas ao longo das práticas apresentadas.

Referência

BITTNER, M. *et al.* Exercise Identified As na Evidence-Based Practice For Students With Autism Spectrum Disorder. **Palaestra**, v. 32, n. 1, 2018. Disponível em: https://exerciseconnection.com/wp-content/uploads/2021/10/Exercise-Identified-as-an-Evidence-Based-Practice-for-Students-with-Autism-Spectrum-Disorder.pdf. Acesso em: 13 nov. 2023.

BO, J. *et al.* Brief Report: Does Social Functioning Moderate the Motor Outcomes of a Physical Activity Program for Children with Autism Spectrum Disorders—A Pilot Study. **Journal of Autism and Developmental Disorders**, v. 49, n. 1, p. 415–421, 2019. Disponível em: https://pubmed.ncbi.nlm.nih.gov/30136114/. Acesso em: 13 nov. 2023.

BRESLIN, C. M.; LIU, T. Do you know what'i'm saying? Strategies to assess motor skills for children witutismosm spectrum disorder. **Journal of Physical Education, Recreation and Dance**, v. 86, n. 1, p. 10-15, 2015. Disponível em: http://pepsic.bvsalud.org/scielo.php?script=sci_nlinks&ref=5234109&pid=S1519-03072018000100005000005&lng=pt. Acesso em: 13 nov. 2023.

BRICOUT, V.-A. *et al.* Motor Capacities in Boys with High Functioning Autism: Which Evaluations to Choose? **Journal of Clinical Medicine**, v. 8, n. 10, p. 1521, 21 set. 2019. Disponível em: https://www.ncbi.nlm.nih.gov/pmc/articles/PMC6832130/. Acesso em: 13 nov. 2023.

CASPERSEN, C. J. *et al.* Physical Activity, Exercise and Physical Fitness: definitions and distinctions for health-related research. R**esearch Public Health Reports**, v. 100, n. 2, p. 126-131 e 172-179, 1985. Disponível em: https://pubmed.ncbi.nlm.nih.gov/3920711/. Acesso em: 13 nov. 2023.

CHEN, T. *et al.* Dance intervention for negative symptoms in individuals witutismosm spectrum disorder: A systematic review and meta-analysis. **Complementary Therapies in Clinical Practice**, v. 47, p. 101565, 2022. Disponível em: https://pubmed.ncbi.nlm.nih.gov/35259569/. Acesso em: 13 nov. 2023.

COUTO, L. F. **A participação de pessoas com deficiência na atividade física: Uma perspectiva de seus familiares**. 2016. Dissertação (Mestrado em atividade física adaptada) — Repositório Aberto da Universidade do Porto FADEUP, Faculdade de Desporto, 2016. Disponível em: https://repositorio-aberto.up.pt/handle/10216/86427. Acesso em: 13 nov. 2023

DUTHEIL, F. *et al.* "Do Well B.": Design Of WELL Being monitoring systems. A study protocol for the application in autism. **BMJ open**, v. 5, n. 2, p. e007716, 2015. Disponível em: https://bmjopen.bmj.com/content/5/2/e007716. Acesso em: 13 nov. 2023

FERREIRA, J. P. *et al.* Effects of physical exercise on the stereotyped behavior of children witutismosm spectrum disorders. **Medicina**, v. 55, n. 10, p. 685, 2019. Disponível em: https://www.ncbi.nlm.nih.gov/pmc/articles/PMC6843401/. Acesso em: 13 nov. 2023.

FIORINI, M. L. S.; MANZINI, E. J. Estratégias para a participação de alunos com transtorno do espectro autista em aulas de educação física. **Revista Teias**, v. 22, n. 66, p. 124-137, 2021. Disponível em: https://www.e-publicacoes.uerj.br/revistateias/article/view/56939. Acesso em: 13 nov. 2023.

GARCIA-VILLAMISAR, D.; DATTILO, J.; MUELA, C. Effects of B-active2 on balance, gait, stress, and well-being of adults witutismosm spectrum disorders anutismonteal disability: A controlled trial. **Adapted Physical Activity Quarterly**, v. 34, n. 2, p. 125-140, 2017. Disponível em: https://pubmed.ncbi.nlm.nih.gov/28556766/. Acesso em: 13 nov. 2023.

GUPTA, A. R. *et al.* Autismo: genética. **Brazilian Journal of Psychiatry**, v. 28, p. s29-s38, 2006. Disponível em: https://www.scielo.br/j/rbp/a/JNHPsJRR7zc8fN57F9Gsf4s/abstract/?lang=pt. Acesso em: 13 nov. 2023.

GUILHERME, M. J. M.; LIMA JUNIOR, U. M. de. Exercício físico como adjuvante no tratamento de pacientes pediátricos com transtorno do espectro autista. **Revista Eletrônica Acervo Saúde**, v. 23, n. 5, p. e11618-e11618, 2023. Disponível em: https://acervomais.com.br/index.php/saude/article/view/11618. Acesso em: 13 nov. 2023.

HOLLOWAY, J. M.; LONG, T. M. The interdependence of motor and social skill development: influence on participation. **Physical therapy**, v. 99, n. 6, p. 761-770, 2019. Disponível em: https://pubmed.ncbi.nlm.nih.gov/30801638/. Acesso em: 13 nov. 2023.

JI, Yu-Qin *et al.* Effectiveness of exercise intervention on improving fundamental motor skills in children witutismosm spectrum disorder: a systematic review and meta-analysis. **Frontiers in Psychiatry**, v. 14, p. 1132074, 2023. Disponível em: https://pubmed.ncbi.nlm.nih.gov/37377477/. Acesso em: 13 nov. 2023.

LI, Ru *et al.* A Systematic Review and Meta-Analysis of Moderate-to-Vigorous Physical Activity Levels in Children and Adolescents With and Without ASD in Inclusive Schools. **Frontiers in Pediatrics**, v. 9, p. 726942, 2021. Disponível em: https://www.ncbi.nlm.nih.gov/pmc/articles/PMC8549567/. Acesso em: 13 nov. 2023.

LIANG, X. *et al.* Accelerometer-measured physical activity levels in children anutismontests witutismosm spectrum disorder: A systematic review. P**reventive medicine reports**, 19, 101147, 2020. Disponível em: https://www.sciencedirect.com/science/article/pii/S2211335520301078?via%3Dihub. Acesso em: 13 nov. 2023.

LIU, Ting. Sensory processing and motor skill performance iutismonry school children witutismosm spectrum disorder. **Perceptual and motor skills**, v. 116, n. 1, p. 197-209, 2013. Disponível em: https://pubmed.ncbi.nlm.nih.gov/23829146/. Acesso em: 13 nov. 2023.

MATSUDO, S. M. *et al.* Atividade física e envelhecimento: aspectos epidemiológicos. **Revista Brasileira de Medicina do Esporte**, v. 7, n. 1, p. 2-13, 2001. Disponível em: https://www.scielo.br/j/rbme/a/D6gQ8hMqWZdknzYh7jNf8jq. Acesso em: 13 nov. 2023.

MEMARI, A. H *et al.* Cognitive and social functioning are connected to physical activity behavior in children witutismosm spectrum disorder. **Research in Autism Spectrum Disorders**, [S.l.], v. 33, p.21-28, jan. 2017. Elsevier BV. Disponível em: https://www.sciencedirect.com/science/article/abs/pii/S1750946716301118?via%3Dihub. Acesso em: 13 nov. 2023.

MESSA, A. A. *et al.* Lazer familiar: um estudo sobre a percepção de pais de crianças com deficiência. **Cadernos de Pós-graduação em Distúrbios do Desenvolvimento**, v. 5, n. 1, 2005. Disponível em: https://www.mackenzie.br/fileadmin/ARQUIVOS/Public/6-pos-graduacao/upm-higienopolis/mestrado--doutorado/disturbios_desenvolvimento/2005/cadernos/lazer_familiar.pdf. Acesso em: 13 nov. 2023.

MIRAGAYA, A. Promoção da Saúde Através da Atividade Física In: L. Da Costa (Org.). **Atlas do esporte no Brasil**: atlas do esporte, educação física e atividades físicas de saúde e lazer no Brasil (pp. 16-28). Rio de Janeiro: CONFEF. 2006.

MIRZA, M. *et al.* Interventions for Health Promotion and Obesity Prevention for Children and Adolescents with Developmental Disabilities: a Systematic Review. **Review Journal of Autism and Developmental Disorders**, p. 1-24, 2022. Disponível em: https://pubmed.ncbi.nlm.nih.gov/36032995/. Acesso em: 13 nov. 2023.

MONTEIRO, C. E. L. **10 dicas para o Professor de educação Física trabalhar nas aulas**. Ebook digital. 2018.

MONTEIRO, Carlos Eduardo *et al.* The effect of physical activity on motor skills of children witutismosm spectrum disorder: a meta-analysis. **International Journal of Environmental Research and Public Health**, v. 19, n. 21, p. 14081, 2022. Disponível em: https://pubmed.ncbi.nlm.nih.gov/36360956/. Acesso em: 13 nov. 2023.

NAHAS, V. M. **Atividade física, saúde e qualidade de vida; conceitos e sugestões para um estilo de vida ativo**. 7.ed. Florianópolis: Ed. Autor, 2017.

OLIVEIRA, M. C. de *et al.* EFEITOS DA NATAÇÃO EM PESSOAS COM TRANSTORNO DO ESPECTRO AUTISTA: PERCEPÇÃO DE PAIS E TERAPEUTAS. **Revista da Associação Brasileira de Atividade Motora Adaptada**, v. 21, n. 2, p. 279-290, 2020. Disponível em: https://revistas.marilia.unesp.br/index.php/sobama/article/view/10746. Acesso em: 13 nov. 2023.

PAULA, C. S.; BELISÁSIO FILHO, J. F.; TEIXEIRA, M. C. T. V. Estudantes de psicologia concluem a graduação com uma boa formação em autismo?. **Psicologia: teoria e prática**, v. 18, n. 1, p. 206-221, 2016. Disponível em: http://pepsic.bvsalud.org/scielo.php?script=sci_arttext&pid=S1516-36872016000100016. Acesso em: 13 nov. 2023.

RAFIEI MILAJERDI, H. *et al.* The effects of physical activity and exergaming on motor skills and executive functions in children witutismosm spectrum disorder. **Games for healtutismal**, v. 10, n. 1, p. 33-42, 2021. Disponível em: https://pubmed.ncbi.nlm.nih.gov/33370161/. Acesso em: 13 nov. 2023.

SANTOS, J. de O. *et al.* OS BENEFÍCIOS DA LUDICIDADE NA NATAÇÃO PARA INDIVÍDUOS COM TRANSTORNO DO ESPECTRO DO AUTISMO. I Congresso Brasileiro Multidisciplinar Sobre Deficiências e Autismo. **Revista Saúde e Ciência online**, v. 9, n. 2, (Suplemento, maio a agosto de 2020), p 1-149. Disponível em: https://revistas.marilia.unesp.br/index.php/sobama/article/view/10746/6981. Acesso em: 13 nov. 2023.

SEFEN, J. A. N *et al.* Beneficial use and potential effectiveness of physical activity in managinutismosm spectrum disorder. **Frontiers in behavioral neuroscience**, v. 14, p. 186, 2020. Disponível em: https://pubmed.ncbi.nlm.nih.gov/33192368/. Acesso em: 13 nov. 2023.

SOUSA, B. D. M; CARDOSO, L. R do N; ROCHA, Y. F de O. Colaboração da Educação Física no desenvolvimento motor e cognitivo de crianças com Transtorno do Espectro Autista. **Research, Society and Development**, v. 12, n. 5, p. e2412541415-e2412541415, 2023. Disponível em: https://rsdjournal.org/index.php/rsd/article/download/41415/33653/440531. Acesso em: 13 nov. 2023.

SRINIVASAN, S M.; PESCATELLO, S.; BHAT, A. N. Current perspectives on physical activity and exercise recommendations for children and adolescents with autism spectrum disorders. **Physical therapy**, v. 94, n. 6, p. 875-889, 2014. Disponível em: https://pubmed.ncbi.nlm.nih.gov/24525861/. Acesso em: 13 nov. 2023.

YILMAZ, I. *et al.* Structuring Physical Activity for Children with Autism: Editor: Ferman Konukman. **Journal of Physical Education, Recreation & Dance**, v. 91, n. 2, p. 54-55, 2020. Disponível em: https://www.tandfonline.com/doi/abs/10.1080/07303084.2020.1696138. Acesso em: 13 nov. 2023.

ZACHOR, D. A. *et al.* The effectiveness onaan outdoor adventure programme utisoung children wutismotism spectrum disorder: a controlled study. **Developmental Medicine & Child Neurology**, v. 59, n. 5, p. 550-556, 2017. Disponível em: https://pubmed.ncbi.nlm.nih.gov/27911014/. Acesso em: 13 nov. 2023.

ZHONG, T. *et al.* Correlates of Physical Activity of Children and Adolescents with Autism Spectrum Disorder in Low-and Middle-Income Countries: A Systematic Review of Cross-Sectional Studies. **International Journal of Environmental Research and Public Health**, v. 19, n. 23, p. 16301, 2022. Disponível em: https://pubmed.ncbi.nlm.nih.gov/36498374/. Acesso em: 13 nov. 2023.

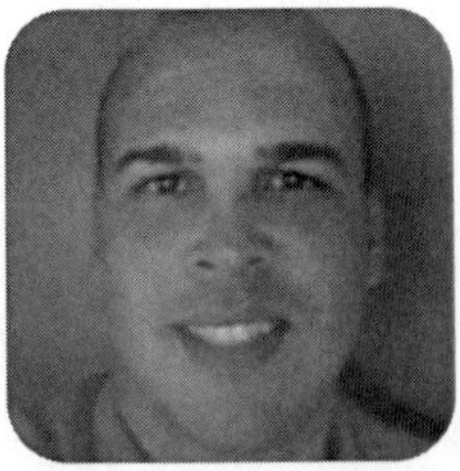

A recreação com crianças autistas

Autor: Josivaldo Lima (Tio Palito)

Empresário e Professor de Educação Física

Me chamo Josivaldo Malafaia Lima, sou formado no ensino médio pelo curso de formação de professores, o qual tive oportunidade de cursar no Instituto de Educação do Rio de Janeiro, no ano de 2000. Logo após, fiz minha graduação em educação física e, na sequência, realizei minha pós-graduação em educação física escolar. Desde os meus 16 anos, atuo na área de recreação. Foi através da empresa TC produções, do tio Carlos, que tive oportunidade de iniciar nessa paixão que é a recreação. Em 2013, abri minha própria empresa de eventos. Desde então, atuo dando aula de educação física em escolas e prestando serviços de entretenimento para diversas empresas, clubes e festas infantis. Atualmente, atuo como professor de educação física de escola particular no município de Nilópolis, também atuei como animador cultural, administrador e outras funções pertinentes à gestão do meu negócio.

A formação como professor dá uma base para entender o aluno e a instituição de ensino de forma diferenciada. As crianças são a grande motivação dos professores. Durante todo o meu período de atuação profissional, tive diversas experiências com crianças portadoras do Transtorno do Espectro Autista (TEA), e foram experiências maravilhosas, de superação. Em todos os casos, a necessidade de observar o comportamento, entender como nós, profissionais, podemos criar mais proximidade, é fundamental. Através do seu comportamento é que entendemos a melhor forma de interagir com elas.

Gostaria de relatar uma experiência que tive usando uma caixa e microfone: organizei as crianças em círculo, utilizei o microfone em volume baixo, para que eles pudessem ouvir minha voz através da caixa de som, mas de forma que não os incomodassem no primeiro momento; todas as crianças começaram a falar no microfone naquele volume e, logo em seguida, fui aumentando gradativamente. Percebi que, quando escutam a própria voz no microfone, elas começam a ter um entendimento diferenciado, compreendendo o ambiente com som, assim chegamos a um momento em que todas as crianças estavam no mesmo local com o som mais alto, sem expressar nenhum incômodo, tal como tapar os ouvidos.

Os seres humanos, em sua grande maioria, dependem de trocas, recompensas. Atualmente, tenho um aluno dependente de aparelho celular, o curioso é observar que ele assiste vídeos, alguns repetidos, e todos os vídeos com músicas. Há trechos do vídeo para os quais ele volta, é exatamente a parte que mais gosta e/ou chama sua atenção. Veja que capacidade incrível de identificar exatamente o que gosta e a facilidade que ele tem em manejar um aparelho eletrônico. Minha observação em relação a esse aluno que tem TEA, é que seria relevante criar um app, no qual cada identificação pessoal dele ganhasse recompensa. Seria interessante desenvolver atividades através de jogos, conhecendo o histórico de cada indivíduo.

Esses 2 casos citados acima foram identificados a partir de uma relação de convívio. Como profissional da área de educação física, tive e tenho a oportunidade de estar convivendo uma vez na semana com esses alunos. É durante pouco tempo, 50 minutos apenas, mas mesmo assim a gente consegue entender e buscar a melhor forma de trabalhar com esses alunos.

Durante eventos, deparo-me com crianças sobre as quais não tenho um conhecimento prévio de seus históricos, suas vontades, ainda assim busco atender as suas necessidades básicas, por exemplo, eu e minha equipe nos comportamos de forma alegre e divertida, então, quanto mais a gente corre, quanto mais a gente brinca, interagindo com as outras crianças, somos observados por aqueles que têm espectro autista. Aos poucos, ao perceber que a gente é observado por elas, a gente vai chegando mais próximo. Então, o primeiro contato é para tentar chamar a atenção delas e, depois, aproximar-se para brincar — falando baixo, apresentando materiais como massinha, bastões, bolas, permitindo que eles identifiquem, toquem etc.

Algumas crianças já têm a iniciativa de buscar uma pessoa para brincar, outras crianças não. Estar presente e iniciar esse diálogo é essencial. Já que o nosso corpo fala, usamos o nosso corpo de forma a transmitir o desejo de brincar com os colegas, com o grupo em nossas atividades. A atitude altruísta é fundamental, seja para com a criança que tem espectro autista ou não, nós temos o objetivo de fazer com que convivam em comunidade. Através da atividade física, trabalhamos valores éticos, ações solidárias, de humildade, respeito ao próximo e, principalmente, empatia. Quando falo de empatia, não falo só das pessoas ditas normais, mas também das crianças que possuem o espectro autista.

Vou citar mais um exemplo de uma ex-aluna, que hoje está no quinto ano, mas estudou comigo desde a educação infantil. Durante a educação infantil inteira, ela teve uma referência minha como o professor que tinha um tempo de aula distante. Do final da educação infantil para o primeiro segmento, conseguimos ter um amadurecimento na nossa relação, ela conseguiu me informar, através dos seus comportamentos, qual a amiga que ela mais gostava, a que se relaciona melhor, então passei a trabalhar com a ajuda dessa amiga. Tudo que a amiga fazia, ela fazia junto, mas ela não olhava em meus olhos. Durante toda a educação infantil, ela não direcionava os olhos a mim. Quando ingressou no primeiro segmento, eu a acompanhei até o terceiro ano do ensino do fundamental e, nos primeiros anos do ensino fundamental, ela começou a fazer as atividades física, não mais se baseando na amiga, mas sim no que eu próprio estava propondo. Na turma, ela não falava comigo, mas ela me ouvia e fazia, eu também não podia direcionar a minha fala a ela, eu tinha que falar para a turma inteira, porque se eu falasse diretamente para ela, ela não fazia as atividades. Hoje ela se encontra no quinto ano, ao entrar na escola, ela vem até mim, abraça-me, fala poucas palavras, porque não fala muito, mas o comportamento dela de empatia para comigo ampliou de tal forma que é emocionante.

Então, quando me refiro ao tempo, esse é fundamental para manter a constância. Não basta estar presente, criar estratégias de como abordar essas crianças e não ter uma projeção, um objetivo pensando no seu resultado no amanhã. Nós, enquanto seres humanos, principalmente da área de educação, temos que ter em mente que a gente pode mudar, dando um passo de cada vez, respeitando o tempo.

Devo ressaltar também um dos nossos eventos, no qual atendemos diversos tipos de crianças com diversos tipos de síndromes. Por exemplo: na atividade de arco e flecha, uma criança de 12 anos, portador de deficiência visual, pediu para participar jogando a flecha. Naquele momento, toda a equipe não sabia o que fazer. Então decidimos explicar da melhor forma, verbalizando e colocando a mão dela nos instrumentos do arco e da flecha, dizendo onde estava o alvo. Essa criança experimentou e deu um sorriso espontâneo, ela gostou e pediu para ir de novo, porque ao puxar e sentir a pressão da flecha do arco, ouviu o barulho da flecha batendo no alvo, ela pediu algumas vezes para repetir isso. Foi muito emocionante, porque às vezes as limitações estão na gente, não em quem possui a deficiência.

entre cores
Relatos e intervenções no
AUTISMO

CAPÍTULO 10

A MÚSICA NO AUTISMO

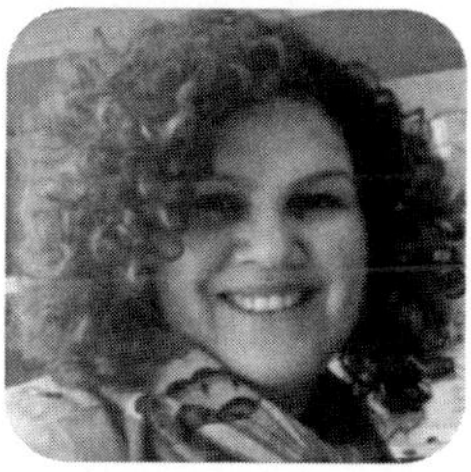

Intervenção musical com crianças autistas: quem canta e quem toca seus males espanta
Autora: Rosane Rabelo
Especialidade: Pedagoga Musical

Professora de música a 40 anos, ministrando aulas de pianos, musicalização em escolas de Minas Gerais e na cidade do Rio de Janeiro.
Professora de música formada, pelo Conservatório Brasileiro de Música – CBM/RJ
Pedagoga, formada na Universidade Estácio de Sá.
Pós-graduada em Educação Infantil (PUC R.J).
Pós-graduada em TEA pelo CBI of Miami.
Mestranda da UFF, pelo CMPDI - Curso de Mestrado Profissional em Diversidade e Inclusão – com enfoque em autismo- previsão de defesa Julho de 2023.
Membro do Mundo Azul – Grupo de Pais
Membro fundadora da Associação Caminho Azul.
Membro do grupo NEPA da UFF - Núcleo de Estudos e Pesquisa em Autismo.
Hoje atuando com Musicalização e TEA.

"Se fosse ensinar a uma criança a beleza da música não começaria com partituras, notas e pautas. Ouviríamos juntos as melodias mais gostosas e lhe contaria sobre os instrumentos que fazem a música.
Aí, encantada com a beleza da música, ela mesma me pediria que lhe ensinasse o mistério daquelas bolinhas pretas..."
Rubem Alves

A música faz parte da vida desde os primórdios da humanidade. Em seu livro "Pequena história da música", Mario de Andrade escreveu: *"É comum afirmarem que a Música é tão velha quanto o homem"*. Não existe dúvida sobre o poder e a importância da música na vida do homem.

Os elementos principais que constituem a música são o som e o ritmo. Pertencendo a várias civilizações, sofrendo alterações de acordo com cada cultura e propósito a que se destinava, a música modificou-se ao longo do tempo, adquirindo novas formas como um grande movimento de libertação, para encontrar a harmonia e o timbre, dando novas cores à música.

Em 2001, a rede de TV BBC de Londres apresentou, em seu programa *"Child of Our Time"*, estudos científicos que demonstraram experiências em que músicas ouvidas durante o período gestacional, quando executadas após o nascimento da criança, são reconhecidas e ajudam a acalmar e a transmitir segurança.

Essa alquimia tem grande poder, desde a gestação, trazendo prazer e relaxamento para a mãe e para a criança que cresce em seu ventre, auxiliando no desenvolvimento fetal e fortalecendo vínculos entre a criança e seus pais. Durante seus estudos, Leo Kanner, em 1943, observou o interesse particular pela música de pacientes com autismo. Ele estudou 11 crianças, sendo que 6 dessas crianças demonstraram interesse especial pela música. Ele notou ainda que alguns pacientes não verbais eram capazes de cantar ou cantarolar, observando também que algumas crianças foram capazes de entender e reproduzir estruturas complexas.

No início de seus estudos, Kanner as chamava de crianças com distúrbios autísticos. O termo autismo foi criado, em 1906, pelo psiquiatra suíço Plouller, quando estudava o funcionamento da mente de pacientes diagnosticados com demência. A palavra é alemã, *Autismus*, que significa autista, a partir do Grego Auto, "referente a si mesmo", mais o sufixo -Ismos, indicando ação ou estado. Esse termo foi amplamente difundido em 1911, por Eugen Bleuler, psiquiatra também suíço, que apontou o comportamento como um dos sintomas fundamentais da esquizofrenia (LOURO, 2021).

Desde 1911 até hoje 2023, muitas pesquisas foram realizadas, certezas caíram por terra, tomando por base muitas pesquisas científicas de qualidade em todo mundo.

O autismo foi reconhecido oficialmente como diagnóstico clínico em 1980, na III edição do *Diagnostic and Statistical Manual of Mental Disorders* (DSM) ou Manual Diagnóstico e Estatístico de Transtornos Mentais, pela Associação Americana de Psiquiatria (APA).

Em 2013, na sua V (quinta) versão, o Manual passou a denominar o autismo como Transtorno do Espectro Autista (TEA) devido a amplitude e variedade de sintomas, mas que mantem características semelhantes, cada indivíduo autista é único dentro da sua singularidade, por isso a denominação espectro.

O TEA pode ser em grau leve, em que pessoas, por vezes, necessitam de alguma ajuda, principalmente ao que se refere ao trato social, denominado também como nível 01 (um) de suporte, passando pelo nível 02 (dois), necessitando de um médio suporte, no qual precisa de ajuda para interação e comunicação social, podendo chegar ao nível mais grave, denominado 03 (três) de suporte em que pessoas necessitarão de muita ajuda para as atividades cotidianas e de convívio em sociedade, durante toda vida.

Assim, sendo uma condição do neurodesenvolvimento caracterizado por dificuldade de interação social, cognição, comportamentos restritos e repetitivos, muitas vezes com outras condições associadas, como Transtorno de Déficit de Atenção com ou sem Hiperatividade (Toda – TDAH), Transtorno Desafiador Opositor (TOD), Transtorno Obsessivo Compulsivo (TOC), dentre muitos outros.

Como já é sabido e amplamente debatido, não se trata de uma doença a ser tratada e curada, mas, sim de uma condição que se estenderá por toda vida. Sabedores disso, torna-se urgente pensar em maneiras de transformar a vida das crianças com TEA, dando-lhes oportunidades de se sentirem felizes e pertencentes, melhorando assim a sua qualidade de vida.

De acordo com o Conselho Nacional de Saúde, vinculado ao Ministério da saúde do Brasil, em 2011, foi estimada a existência de 2 milhões de crianças com TEA no Brasil. Ao pensar no número de crianças nascidas nos últimos anos, há uma grande probabilidade de que esse número seja muito superior hoje. Infelizmente, ainda não temos uma ferramenta fidedigna para medir a quantidade exata de crianças diagnosticadas no país.

É importante pensar que existe um número relevante de diagnósticos equivocados ou de crianças sem nenhum diagnóstico e que apresentam uma variedade de sutilezas, que estão sempre ligadas a dificuldade de comunicação e interação social.

Cada criança com TEA é singular, precisa de um acompanhamento multidisciplinar, para que esta encontre um lugar onde se sinta pertencente, participante e incluída na sociedade.

Segundo Freire (1970), arte e sociedade são conceitos inseparáveis. Portanto, música e sociedade também são: devem ser vistas como instrumentos possíveis para transformação pessoal e social.

A música tem múltiplas funções no desenvolvimento humano, põe em exercício a expressão, o pensar crítico, a emoção, as funções cognitivas e criativas, que propiciam a criança ser mais versátil e livre, oportunizando a ela vivências musicais, abrindo um leque de possibilidades que só a música pode oferecer.

É importante salientar que o proposto neste capítulo é a educação musical, conhecida como musicalização de crianças com TEA, que pode acontecer em paralelo ou não com a musicoterapia.

A musicoterapia "é um processo sistemático de intervenção em que o terapeuta ajuda o cliente a promover a saúde utilizando experiências musicais e as relações que se desenvolvem através delas como forças dinâmicas de mudança" (BRUSCIA, K. Definindo Musicoterapia. Rio de Janeiro: Enelivros, 2000).

A musicalização "é um processo educacional orientado que se destina a todos [...] que, necessitam desenvolver ou aprimorar seus esquemas de apreensão da linguagem musical", segundo Penna Maura (p. 44 - 2010).

A criança com TEA pode se beneficiar tanto da musicoterapia, como da musicalização, desde que fique claro que os objetivos estabelecidos são diferentes, as técnicas de condução e as atividades desenvolvidas também. Salienta que o musicoterapeuta está ligado à área de saúde, e o educador musical, à área pedagógica.

As pesquisas sobre música e TEA são recentes, começaram a se expandir a partir de 1990, demonstrando que crianças com TEA têm se destacado como músicos promissores.

Quintin *apud* Heaton (2019) escreve que há evidências crescentes de que a percepção e as habilidades musicais são uma das forças relativas das pessoas com TEA em relação às suas dificuldades.

Essa relação entre a música e o autismo, sempre despertou a curiosidade de cientistas e estudiosos, uma vez que temos pianistas considerados prodígios, com habilidades magníficas como: Rex Lewis-Clack, Derek Pavacini e Jacob Velazquez. Este último, um menino de apenas 15 anos que além de um exímio pianista, é multi-instrumentista. Em sua passagem pelo Brasil, Jacob se apresentou na abertura do 1º Congresso Internacional de Autismo no Rio de Janeiro, em 2019, ele disse: "A música me faz sentir pertencente, igual".

Podemos citar ainda a menina Lucy de 13 anos, cega, autista nível de suporte 03 (três), que hoje, ao tocar piano, encontrou sua maneira de se comunicar com o mundo que a cerca.

Louro *apud* Travassos (2001, p. 15) comenta que "a evidência das crianças prodígios musicalmente apoia a afirmação de que existe um vínculo biológico a uma determinada inteligência". Também coloca que outras populações especiais, como a das crianças autistas que conseguem tocar um instrumento musical com alta performance, mas não conseguem falar, seria outra comprovação da existência dessa inteligência musical nata.

Corroborando com as pesquisas de Gardner sobre as inteligências múltiplas, as crianças com TEA apresentam uma inteligência musical exacerbada. Louro *apud* Heaton destaca que o ouvido absoluto também é preponderante no autismo.

O neurocientista Harvey (2020), em seu artigo sobre a ocitocina e a musicalidade humana, mostra que esse peptídeo antigo, também conhecido como hormônio, que promove sentimentos de amor, é percebido em indivíduos que se apropriam da música, pois a sua concentração aumenta, na medida que o indivíduo se sente feliz ao realizar uma atividade prazerosa e, portanto, a música desperta um sentimento de afiliação, encorajando interação sociais, que são essenciais na infância.

Crianças, ao entrarem em contato com o universo musical, demonstram alegria e sensação de pertencimento. Um estudo recente de neuroimagem analisou a ativação de determinadas áreas cerebrais relacionadas à imitação através da reprodução de movimentos dos dedos. Foi verificada a ativação do giro opercular mediante a observação da ação e imitação. Essa área possui neurônios-espelho, que provavelmente permitem entender uma ação observada. Assim, demonstrou-se a importância dessa região para compreensão e aprendizagem de sequência motora, observação e preparação da ação e a imitação (MOLNAR-SZAKACS *et al.*, 2005).

A criança com TEA demonstra grande dificuldade em iniciar uma atividade, por isso é muito importante a parceria dessa criança com seus pares, para que, através do lúdico e da imitação, sinta-se impelida a descortinar o mundo das brincadeiras sonoras.

De acordo com os estudos de Gainza (p.95 - 1998), a música e o som, como formas de energia, estimulam o movimento interno e externo do homem e promovem nele uma multiplicidade de condutas de diferentes graus de qualidade.

Alguns estudos têm observado reações típicas de emoções evocadas pela música, que foram relatadas em várias ocasiões. Crianças com TEA podem, com precisão, identificar música alegre ou triste; (QUINTIN *et al.*, 2011). Estudos de neuroimagem realizados em crianças com TEA e música, sem ênfase nas emoções, avaliaram principalmente a resposta neural entre fala e música. Crianças com TEA apresentam recrutamento típico de áreas auditivas ao processar músicas (LAI *et al.*, 2012; SHARDA *et al.*, 2015).

Ao longo de uma década de trabalho dedicada às crianças com TEA utilizando a musicalização como veículo de transformação e socialização, tenho observado que, ao se apropriar desse universo, elas se sentem mais confiantes. Percebi que, por meio da participação no brinquedo cantado percutindo instrumentos aleatoriamente ou sob regência, conseguem interagir com seus pares, demonstrando uma grande sensação de bem-estar e alegria.

Observei, principalmente, que as crianças com TEA, que têm dificuldade em demonstrar emoções, podem se utilizar da música como meio de verbalização desses sentimentos e emoções muitas vezes represadas. Ao utilizar a música, ela consegue interagir, exteriorizar e, por vezes, demonstrar sentimentos, como alegria, raiva, saudade e amor.

O termo musicalização, para Brito (2003), é definido como:

> o processo de educação musical por meio de um conjunto de atividades lúdicas, em que as noções básicas de ritmo, melodia, compasso, métrica, som, tonalidades, leitura e escrita musicais são apresentadas à criança por meio de canções, jogos, pequenas danças, exercícios de movimento, relaxamento e prática em pequenos conjuntos instrumentais.

O trabalho com a musicalização deve considerar, portanto, que ela é um meio de expressão e uma forma de conhecimento acessível a todas as crianças. A linguagem musical é um excelente meio para expressão e equilíbrio da autoestima e do autoconhecimento, além de um poderoso meio de integração social.

Gainza (1977) escreveu que "educar musicalmente é colocar o homem em contato com seu ambiente musical e sonoro, descobrir e ampliar os meios de expressão musical, em suma, é 'musicalizá-lo'". Dessa forma, o objetivo da educação musical é a aprendizagem, conhecer e se familiarizar com todos os aspectos que envolvem a música.

Treinamento auditivo, estética musical, performance instrumental, desenvolvimento de habilidades cognitivas, psíquicas e motora, com finalidade de transformação da consciência humana e seu inter-relacionamento com a produção cultural (BRITO, 2003).

O jogo entre som e silêncio é o elemento formador da música. A música, como as demais artes, não tem significado literário, uma lógica que se expresse em palavras ao brincar com sons da mesma forma que brincamos com formas e cores. Provocar na criança um novo tear sonoro agora consciente desenvolve sua capacidade de concentração, habilidade motora, percepção auditiva. Ao trabalhar com sons e ritmos, as crianças com TEA são estimuladas a se lançar num processo criativo, que envolve exploração e invenção, que as levará a uma tomada de decisão.

É no contato com o universo sonoro que a criança começa a tentar reproduzir o som ouvido. A criança com TEA, muitas vezes diagnosticada como não verbais, durante os encontros musicais, emite sons e, por vezes, chega a pronunciar palavras que surpreendem até os seus cuidadores. Qualquer objeto que produz ruído se transforma para ela em instrumento musical. Quando a criança identifica a música ouvida, ela tende a acompanhá-la, cantando ou realizando movimentos corporais. Essa interação criança e música desperta o senso rítmico; ouvindo a melodia, ela repete e, muitas vezes, a recria, e este movimento é de suma importância para o desenvolvimento infantil.

Ao pensar no papel do educador musical, num mundo repleto de informações e musicalidades acessíveis, é preciso criar um planejamento que contemple as crianças com TEA de maneira eficaz e que emane amor e cuidado. Assim, o objetivo do ensino de música para crianças, principalmente as crianças com TEA, pode ser resumido da seguinte forma: contribuir para o desenvolvimento das coordenações sensório-motoras, educar o senso rítmico, favorecer a socialização, trabalhar a forma de lidar com a ansiedade, desenvolver a concentração, a autonomia, disciplinar emoções e desenvolver o gosto pela música.

Ao iniciar os encontros de educação musical ou musicalização, como é mais conhecida, é importante conhecer a criança e seu gosto musical. Muitas crianças têm uma hipersensibilidade auditiva, que podem aparecer de três formas:

1 - Fonofobia está relacionada ao desconforto ao ouvir determinados timbres, sons que são agradáveis à criança são tolerados, já os que desagradam podem ser gatilho para crises.

2 - Hiperacusia ocorre em indivíduos com grande sensibilidade auditiva, tem baixa tolerância aos sons de baixa ou de moderada intensidade, causando imenso desconforto.

3 - Recrutamento é incapacidade de ouvir sons baixos. Está ligado à perda da audição periférica, redução nos elementos sensoriais da orelha interna.

Por isso, é importante de conhecer as peculiaridades de cada criança atendida e sua família, antes de expô-la ao maior número de experiências musicais possíveis, respeitando suas preferências para que ela se sinta à vontade e segura, para interagir com esse novo universo que se descortina.

Assim trabalhar a musicalização com crianças diagnosticadas com TEA é desafiador, instigante, motivador e, por que não dizer, por vezes, surpreendente.

O vínculo estabelecido entre o professor, a criança e o processo de aprendizagem são de fundamental importância para o estímulo cognitivo (LOURO, 2021). A relação de aprendizagem se estabelece e se constitui a partir de vivências e experiências construídas com o outro (VIGOTSKY, 2007). Parafraseando Morais (2009), os jogos musicais são muito importantes e bem-vindos na construção dessa relação. A sua utilização para aquisição de aspectos cognitivo, psicológicos e sociais, bem como a utilização de materiais concretos para aquisição de conceitos musicais são as primeiras pedrinhas para sedimentar o caminho na relação entre o adulto, criança e música, que vai se constituindo, trazendo confiança para a criança, para depois se apropriar do conteúdo teórico e prático, durante o aprendizado, que perpassa por aspectos estéticos que envolvem a música.

A educação musical efetiva que chamamos de musicalização, tem como proposito criar dentro do projeto pedagógico, um caminho para que a criança com TEA se sinta incluída, despertando a curiosidade, auxiliando na sua concentração, compreensão e na apreensão de conteúdos que fazem parte da escrita musical, contribuindo para o seu desenvolvimento cognitivo e neurológico.

Uma das funções principais da educação musical é dar acesso a uma das formas de expressão simbólica que possibilite a expressão de coisas sentimentos e situações que de outra forma seriam difíceis de ser expressas (SUGAHARA, 2008).

Por meio das vivências e experiências musicais, a criança amplia seu conhecimento e começa a se relacionar com o mundo diverso que a cerca e assim se sente parte dele (SHAFTER, 1992). As crianças devem viver experiências sonoras explicativas antes de registrá-las. Portanto, cabe ao educador musical proporcionar às crianças com TEA o maior número possível de experiências e vivências, através de jogos e brincadeiras sonoras, para que esta se sinta à vontade em se lançar no universo musical. Nesse momento da infância, é que as bases sensoriais, afetivas e mentais são construídas.

Para todas as crianças, a educação musical é importante, pois ela contribui para o acendimento de neurônios, que nenhum outro estímulo é capaz.

De acordo com Muszkat (p. 68 - 2019),

> treinamento musical e exposição prolongada à música considerada prazerosa aumentam a produção de neurotrofinas produzidas em nosso cérebro em situações de desafio, podendo determinar não só o aumento da sobrevivência de neurônios, como as mudanças de padrões de conectividade na chamada plasticidade cerebral.

Assim como o autor ressalta, é importante expor as crianças à prática de suas habilidades musicais nos primeiros oito anos de vida, a fim de aperfeiçoá-las e, ainda conclui, que crianças com TEA se beneficiam imensamente desse contato. Cabe ainda dizer que a música oferece oportunidades raras de resgate do prazer e da alegria.

Parafraseando o escritor Saramago, em "Cadernos de Lanzarote", "a arte não evolui move-se". Assim, uma educação musical de qualidade, que se ocupe em estimular as crianças com TEA a se apropriarem do fazer musical, poderá contribuir para sua formação através dos mais variados estímulos sonoros, contextuais e simbólicos ligados a sonoridades, ritmos e encantos musicais. Esses estímulos ampliam significativamente as chances de incluir essas crianças, pavimentando o caminho delas em direção a uma sociedade mais acolhedora, que tenha a percepção que o indivíduo com TEA tem potencialidades que podem e devem ser desenvolvidas e que a música é um canal de comunicação e inclusão.

Referências

BEBÉS reconhecem músicas ouvidas durante a gravidez. **Alert**, 2001. Disponível em: https://www.alert-online.com/br/news/health-portal/bebes-reconhecem--musicas-ouvidas-durante-a-gravidez. Acesso em: 13 nov. 2023.

BRITO, M. T. A. **Música na educação infantil**: propostas para a formação integral da criança. São Paulo: Peirópolis, 2003.

COMO a música pode ajudar pessoas com autismo? **Inspirados pelo autismo**, [c2022]. https://www.inspiradospeloautismo.com.br/a-musica-pode-ajudar--criancas-com-autismo/. Acesso em: 13 nov. 2023.

FONTERRADA, M. T. de O. **De tramas e fios um ensaio sobre música e educação**. 2.ed. São Paulo: UNESP; Rio de Janeiro: Funarte, 2008.

GAINZA, V. H. de. **Fundamentos, materiales y tecnicas de la educación musical**. Buenos Aires: Ricordi,1977.

GAINZA, V. H. de. **Estudos de psicopedagogia musical**. São Paulo: Summus,1998.

HARVEY, Alan R. Links between the neurobiology of oxytocin and human musicality. **Frontiers in human neuroscience**, v. 14, p. 350, 2020.

LAI, Grace *et al.* Neural systems for speech and song in autism. **Brain**, v. 135, n. 3, p. 961-975, 2012.

LIMA, E. S. **Ciclos de formação**: uma reorganização do tempo escolar. São Paulo: Sobradinho, 2000.

LOURO, V. dos S. **Educação musical, autismo e neurociências**. 1.ed. Curitiba: Appris, 2021.

MOLNAR-SZAKACS, Istvan; OVERY, Katie. Music and mirror neurons: from motion to'e'motion. **Social cognitive and affective neuroscience**, v. 1, n. 3, p. 235-241, 2006.

MORAIS, D. **O material concreto na educação musical infantil**: uma análise de concepções docentes. Dissertação (Mestrado em Música) – Departamento de Música, UFMG, Belo Horizonte, 2009. Disponível em: https://repositorio.ufmg.br/bitstream/1843/AAGS-7XNNPE/1/daniela_disserta__o_mestrado.pdf. Acesso em: 13 nov. 2023.

MUSZKAT, M. Música e neurodesenvolvimento: em busca de uma poética musical inclusiva. **Literartes**, São Paulo, v. 1, n. 10, p. 233-243, 2019. Disponível em: http://www.revistas.usp.br/literartes/article/view/163338. Acesso em: 13 nov. 2023.

PAUL, A. *et al.* The effect of sung speech on socio-communicative responsiveness in children with autism spectrum disorders. **Front. Hum. Neurosci.**, n. 29, v. 9, out. 2015. Disponível em: https://www.frontiersin.org/articles/10.3389/fnhum.2015.00555/full#B40. Acesso em: 13 nov. 2023.

QUINT, E. M. Music-Evoked Reward and Emotion: Relative Strengths and Response to Intervention of People With ASD. **Front. Neural Circuits**, n. 18, v. 13, set. 2019. Disponível em: https://doi.org/10.3389/fncir.2019.00049. Acesso em: 13 nov. 2023.

SCHAFER, R. M. **O ouvido pensante**. São Paulo: Unesp,1992.

SHARDA, Megha *et al.* Fronto-temporal connectivity is preserved during sung but not spoken word listening, across the autism spectrum. **Autism Research**, v. 8, n. 2, p. 174-186, 2015.

SILVA, L. Transtorno do Espectro Autista é analisado sob o ponto de vista de cuidadores. **Fiocruz**, 2017. Disponível em: https://portal.fiocruz.br/noticia/transtorno-do-espectro-autista-e-analisado-sob-o-ponto-de-vista-de-cuidadores. Acesso em: 13 nov. 2023.

SPRINGER, P. S.; GEORG, D. **Cérebro esquerdo, cérebro direito**. São Paulo: Summus, 1998.

STRALIOTTO, J. **Cérebro e Música**: segredos desta relação. Blumenau: Odorizzi, 2001.

SUGAHARA, L. Y. **Música na escola**: um estudo a partir da psicogenética Walloniana. 2008. Dissertação (Mestrado em Educação: Psicologia da Educação) – Pontifícia Universidade Católica, SP, 2008. Disponível em: https://tede.pucsp.br/bitstream/handle/16378/1/Leila%20Yuri%20Sugahara.pdf. Acesso em: 13 nov. 2023.

SUZIGAN, G. de O. **Educação Musical**: Um fator preponderante na construção do ser. São Paulo: CLR Balieiro1986

VIGOTSKY, L. S. **A formação social da mente**. 7. ed. São Paulo: Martins Fontes, 2007

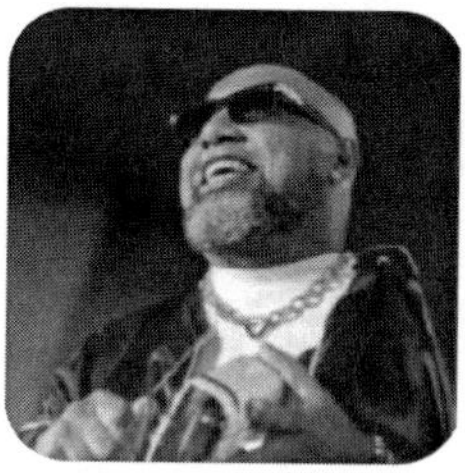

O autismo me transformou
Autor: André Neguinho

Músico, Empresário e Professor de Educação Física.

O AUTISMO ME TRANSFORMOU. "A música tem o poder de transformar aquilo que jamais imaginamos mudar." (André Neguinho)

Olá, meu nome é André Luis Alves Rego, sou casado e pai do João Gabriel Cheble Rego, tenho 51 anos, sou professor de educação física, com especialidade em educação física escolar, desde 2005, pela Universidade Gama Filho, atuo como empresário, músico e artista no Grupo Bom Gosto, e sou nacionalmente conhecido como André Neguinho.

Como professor, eu nunca havia tido a oportunidade de atuar com alunos que fossem Pessoas com Deficiência (PCDs), mas já havia feito um curso no Centro Esportivo Miécimo da Silva com atletas cadeirantes de basquete e handebol e foi uma experiência fantástica, que agregou muito à minha trajetória profissional como professor. Porém, em 2007, tive que escolher entre as minhas duas paixões: a que no momento me possibilitaria dar uma melhor qualidade de vida para minha família e até hoje nos proporciona momentos incríveis — como o surgimento do AUTISMO em minha vida, de maneira que eu consigo contribuir como um divulgador do Transtorno do Espectro Autista (TEA), para poder transformar a nossa sociedade.

Em 2019, o Valter, que é meu amigo de infância, entrou em contato comigo pela rede social perguntando se poderia me encontrar e pedindo ajuda para divulgar seu projeto. E foi onde começou a minha relação com o TEA, pois naquele momento eu fazia a direção da Live do Molejo e vi a possibilidade de usar aquele canal para propagar o projeto Kephas. E, quando marquei a reunião com o Grupo Molejo, tive a grata surpresa de saber que o filho do Jimmy Batera é autista e, confesso, eu me emocionei vislumbrando muitas possibilidades de usar a imagem de um artista pai de autista, surgiram muitas pautas a respeito dessa relação, principalmente do filho do baterista com a música.

Comecei a buscar informações sobre o assunto e, por ser formado em educação física, procurei alguns amigos que talvez pudessem de alguma forma me ajudar e me inserir nesse universo, ampliando meu conhecimento sobre esse assunto. Foi quando cheguei até meu amigo Kadu Monteiro, que de imediato aceitou embarcar nesse projeto, pois já trabalhava há um certo tempo com alguns pacientes/alunos e estava iniciando com a Special Sport Kids ao lado de outra grande amiga, Renata Rodrigues. Essas conexões foram feitas e descobrimos que o Valter havia estudado com o Kadu e ficou tudo mais fácil. Marcamos uma data para uma participação na Live do Molejo e, a partir daí, eu nunca mais me vi fora desse projeto, eu me sinto extremamente grato por poder, de alguma forma, estar trazendo a minha contribuição, usando a minha imagem para conectar pessoas e pais de autistas a se unirem em prol de uma causa tão nobre.

Hoje estar aqui trazendo meu relato para compor um capítulo de um livro idealizado pelos meus amigos é motivo de muito orgulho e não tem como mensurar o tamanho da minha felicidade por fazer parte desse marco, algo tão importante na vida de milhares de famílias. Fazendo uma analogia ao meu trabalho, deixar esse registro na memória e na vida das pessoas que vão ler este livro é como subir no palco para gravar um conteúdo de audiovisual. Procuro, na medida do possível, diante de tantas atividades que possuo, estar mais dentro dos projetos, além de poder aprender mais sobre o TEA, pois sei a importância da música como terapia para muitos casos, isso me faz acreditar mais ainda no poder que a música tem de literalmente transformar vidas. Nesse sentido, venho aqui, por meio deste relato, apresentar o que aconteceu em um dos *shows* que realizei quando uma mãe levou seu filho autista e fã do Grupo Bom Gosto e nós conversamos muito sobre os vários pontos dessa importância que a música tem, pois ajuda muito seu filho.

Foi numa noite inesquecível no *show* de samba em São Paulo. O ambiente estava repleto de uma energia contagiante, e eu estava ansioso para subir ao palco com o Grupo Bom Gosto. A plateia estava animada e a expectativa era alta. Mal sabia eu que esse encontro traria uma história que tocaria profundamente o meu coração. Enquanto nos preparávamos nos bastidores, uma mãe se aproximou do camarim, trazendo consigo um brilho de esperança nos olhos. Ela tinha um filho autista e estava emocionada em poder compartilhar conosco a relação especial que o seu filho tinha com o nosso grupo. Ela nos contou como as músicas e as aparições do Bom Gosto nas redes sociais eram o ponto alto do dia do seu filho, como ele vibrava a cada nova canção e como isso lhe trazia alegria e conforto. Ao fim da nossa conversa, a mãe se aproximou novamente, visivelmente emocionada. Ela agradeceu do fundo do coração por termos sido a trilha sonora da vida do seu filho e por termos proporcionado a ele um momento de realização e felicidade. Suas palavras eram um lembrete poderoso de que a música tem o poder de transcender barreiras e transformar vidas.

A mãe nos disse que foi uma decisão difícil trazer o seu filho ao *show*, mas ela sentiu que era uma oportunidade única de estar presente junto com o grupo, e ela não poderia decepcionar seu filho. Era uma demonstração clara de apoio e amor incondicional por parte dela, que reconhecia o poder transformador da música na vida do seu filho. Enquanto ouvia atentamente a história daquela mãe corajosa, fui tomado por uma onda de emoção. As conversas e os projetos já realizados com os meus amigos Valter e Kadu vieram à minha mente e percebi o impacto que tínhamos na vida das pessoas. A música tinha o poder de unir, de emocionar e de transformar vidas. Agora em todo momento de subir ao palco vejo o êxtase da plateia. Mas, para mim, será sempre algo ainda mais especial: o olhar daquela criança autista, que estava ali pessoalmente, testemunhando o grupo que tanto amava. Era uma grande vitória para ele e para a sua família.

Naquele instante, senti uma responsabilidade ainda maior em levar alegria e emoção através da música. Durante o *show*, enquanto canto e toco os instrumentos com paixão, eu manterei na minha mente o contato visual com aquela criança especial. Seus olhos brilhavam de felicidade e, cada sorriso que ele soltava, era como uma nota musical que ecoava em meu coração. A conexão que estabelecemos naquele momento era única e inexplicável. Aquela noite ficará marcada para sempre em minha memória. O encontro com aquela mãe corajosa e o seu filho autista reacendeu em mim a paixão e o propósito de levar alegria e esperança através da música. Foi um lembrete de que cada nota, cada melodia tem o poder de tocar corações e fazer a diferença na vida das pessoas. Seguirei em minha jornada com o Grupo Bom Gosto, consciente de que essa é uma das minhas missões: levar a música como um instrumento de transformação, proporcionando momentos mágicos e inesquecíveis para todos aqueles que nos acompanham.

A história daquela mãe e de seu filho autista será uma inspiração constante, recordando-me do impacto positivo que podemos ter na vida das pessoas através da música. Nossa! Vocês não imaginam a minha emoção em poder dialogar com aquela mãe! Aprendi muitas coisas nesses anos com esses amigos do projeto Kephas e também busquei alguns artigos que falam sobre a música como ferramenta terapêutica nesse processo com PSDs e TEA.

Como músico, você tem o poder de transformar vidas e melhorar a qualidade de vida das pessoas por meio da música. Suas melodias e letras são capazes de tocar profundamente os corações, proporcionar conforto, inspirar esperança e despertar emoções que muitas vezes são difíceis de expressar de outra forma. Além disso, a música tem o poder de unir comunidades e promover a inclusão. Ela transcende diferenças culturais e sociais, unindo pessoas em torno de um interesse comum. O músico pode quebrar barreiras, desafiar estereótipos e construir pontes entre diferentes grupos, promovendo a compreensão mútua e a empatia.

A música também pode ser uma poderosa ferramenta de expressão. Ela permite que as pessoas compartilhem suas histórias, suas alegrias e suas dores de uma maneira única. As canções podem dar voz aos que não são ouvidos, levantar questões sociais importantes e inspirar mudanças positivas na sociedade. Além disso, a música desempenha um papel fundamental na educação. Ela estimula a criatividade, melhora a capacidade de aprendizado e promove o desenvolvimento cognitivo em pessoas de todas as idades.

O trabalho como músico pode inspirar gerações futuras, despertando o amor pela música e incentivando a busca pelo conhecimento artístico. Essa é a minha missão, minha grande colaboração dentro da minha arte é poder de alguma maneira contribuir para a vida de muitas pessoas, principalmente com a busca constante do aprendizado sobre as pessoas com TEA. Gratidão é a palavra que eu posso expressar nesse momento em que estou a frente desse relato. Que juntos possamos alcançar inúmeras famílias, terapeutas e toda a sociedade para fazer o melhor para todos.